Evidence-Based Dentistry入門

世界のエビデンスを日々の診療にいかす

角舘直樹

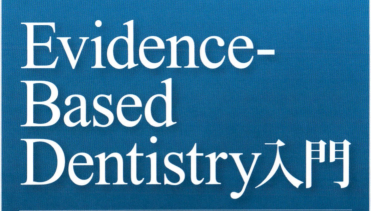

永末書店

序

　大学を卒業して、歯科医師免許を取得し、いざ診療現場に出ると分からないことが山ほどあると思います。たとえば患者さんに「インレーとコンポジットレジンはどちらの方がどのくらい長持ちするのでしょうか?」と尋ねられた時、適切に答えられるでしょうか。あるいは、小児患者の母親から「シーラントをした場合としなかった場合で虫歯のなりやすさはどのくらい違うのでしょうか?」と尋ねられた場合はいかがでしょうか。このような質問に対する答えが教科書に書いていない場合は、最新のエビデンス（科学的根拠）を得て、患者さんに説明することが歯科医療者に求められます。

　本書のタイトルである Evidence-Based Dentistry（EBD：根拠に基づく歯科診療）とは、「最良のエビデンス」、「臨床の専門的技能」、および「患者の価値観」の3要素を考慮して診療における意思決定をするというものです。EBD を実践するためには、診療ガイドラインや学術論文を読んでエビデンスを絶えずアップデートする必要があります。すなわち、EBD とは自らの診療を振り返り、向上させようと努力する取り組みであり、歯科医師という高度専門職業人にとって必要不可欠なものです。

　米国では、教育ガイドラインの改訂に伴い、現在国内すべての歯学部において EBD 教育が行われています。さらに卒後の生涯教育として米国歯科医師会主催の EBD 教育コースも開催されています。欧州においても同様に、欧州歯科医学教育学会を中心に EBD 教育について盛んに議論されているところです。しかるに本邦においては、EBD 教育例は散見される程度であり、国際標準の歯科医学教育の実現のためには、今後本邦独自の EBD 教育プログラムを確立する必要があります。

　このような状況の中で、わが国における EBD 普及のための第一歩として、EBD の概念と意義、そして EBD の実践に必要な論文読解法について解説することを目的として本書を上梓しました。本書を読むことで EBD について理解が深まるだけではなく、臨床疫学研究を行ううえで必要な基礎知識も同時に身につくと思います。したがって、本書は歯科医師をはじめとする医療関係者、研究者、大学教員、学部学生および大学院生といった多くの方々を対象としています。本書が、わが国の歯科医療現場に EBD が根付き、国民の健康増進につながる一助となればこの上ない喜びです。

　最後に、本書の出版にあたり、ご指導ならびにご協力いただきました多くの先生方にこの場を借りて心より感謝申し上げます。また、公立大学法人九州歯科大学 理事長・学長 西原達次先生には EBD 教育を実践する機会をいただき、深く感謝を申し上げる次第です。そして本書の出版に際して多大なご助力を賜りました永末書店の関係者各位に厚く御礼申し上げます。

2015 年 5 月吉日　角舘　直樹

CONTENTS

Part I　エビデンスをつかう　　　1

Chapter 1　Evidence-Based Dentistry とは　　　2

1. Evidence-Based Dentistry（EBD）の定義
2. エビデンスレベルについて
3. EBD の 5 ステップ
4. EBD の Step 1：疑問の定式化
5. EBD の Step 2：エビデンスの検索
6. EBD の Step 3：批判的吟味
7. EBD の Step 4：意思決定
8. EBD の Step 5：実績の評価

Chapter 2　EBD の実践　　　12

1. 診療上の疑問 ―若手歯科医師の例―
2. EBD の Step 1：疑問の定式化
3. EBD の Step 2：エビデンスの検索
4. EBD の Step 3：批判的吟味
5. EBD の Step 4：意思決定
6. EBD の Step 5：実績の評価

Chapter 3　米国における EBD 教育　　　20

1. 全米に広がる EBD 教育の展開
2. EBD 教育はクリティカルシンキング能力を高める

Part II　エビデンスを読み解く　　　25

Chapter 1　論文を読む前におさえておきたいポイント①：研究デザイン　　　26

1. 臨床疫学研究デザイン
2. 観察研究
3. 介入研究
4. データ統合型研究
5. 研究デザインの比較

Chapter 2　論文を読む前におさえておきたいポイント②：バイアス　　　32

1. バイアスとは
2. 選択バイアスとその制御法
3. 情報バイアス
4. 情報バイアスの制御法：盲検化
5. 交絡（交絡バイアス）
6. 交絡バイアスの制御法
7. まとめ

Chapter 3　EBDのための論文読解ガイド　　40

1. 臨床疫学研究論文の基本構成
2. 治療の効果に関する論文の批判的吟味
3. システマティック・レビュー／メタアナリシス論文の読解
4. システマティック・レビュー／メタアナリシス論文の批判的吟味

Chapter 4　診療ガイドライン　　56

1. 診療ガイドラインとは
2. 日本の診療ガイドラインの検索
3. 診療ガイドラインの質の評価
4. エビデンスの質と推奨の強さ

Part III　エビデンスをつくり、発信する　　65

Chapter 1　診療現場からエビデンスを発信する
― Practice-Based Research Network（PBRN）―　　66

1. EBDと臨床疫学研究
2. 臨床を科学するPractice-Based Reserch（診療に基づく研究）
3. 全米に広がるPractice-Based Research Network（PBRN）
4. 米国最大規模のPBRN：National Dental PBRN
5. わが国のPBRN：Dental PBRN Japan（JDPBRN）
6. 日本の歯科医療者に必要とされる研究とは？
7. PBRNが提供する新しい生涯学習

Chapter 2　エビデンス―診療ギャップ　　74

1. エビデンス―診療ギャップとは何か？
2. エビデンス―診療ギャップの例：隣接面う蝕の診療パターン
3. 日本における結果
4. 米国との比較
5. 適切なう蝕の治療介入時期
6. エビデンス―診療ギャップに影響する要因
7. まとめ

Chapter 3　おわりに
国際的視点をもつハイブリッド型
リーダー歯科医師の育成に向けて　　82

1. 国際的視点をもつハイブリッド型リーダー歯科医師
2. ハイブリッド型歯科医師を育てるための方略
3. EBD・臨床疫学教育の充実

索引（和文／欧文）　　85

Part

I

エビデンスをつかう

Part I

Chapter *1* Evidence-Based Dentistry とは

Chapter *2* EBD の実践

Chapter *3* 米国における EBD 教育

Chapter 1 Evidence-Based Dentistry とは

1. Evidence-Based Dentistry（EBD）の定義

　Evidence-Based Medicine（EBM：根拠に基づく医療）という言葉を、マクマスター大学（カナダ）の Dr. Gordon Guyatt が命名してから 20 年以上が経ちました[1]。EBM は臨床疫学を基盤として考案されたものです。臨床疫学とは、疫学手法を応用して診療行為や検査・治療法などの有効性と効率性を評価する学問のことです。この臨床疫学を個々の患者の臨床問題解決のために応用して実践した活動が EBM の始まりです。歯科領域においては、1994 年の Journal of Dental Education 誌において Evidence-Based Health Care として正式に登場し[2]、その後「Evidence-Based Dentistry（EBD：根拠に基づく歯科医療）」として定着してきました[3]。米国歯科医師会の定義によると、EBD とは " An approach to oral health care that requires the judicious integration of systematic assessments of clinically relevant scientific evidence relating to individual patients' oral and medical condition and history, with a dentist's clinical expertise and the patient's treatment needs and preferences. " とされています[4]。すなわち、

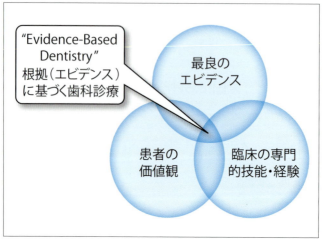

図 1　臨床における歯科医師と患者の意思決定[3,4]

EBDでは意思決定において図1に示すように、最良のエビデンス、臨床の専門的技能・経験、そして患者の価値観・ニーズの3つの要素を考慮して行う、というものです[3, 4]。しかし、本邦では3つの要素のうちエビデンスが最優先され、経験ある臨床家の判断を低くみなしすぎる傾向があるとも言われています[5]。よって、本邦における真のEBD普及への第一歩としては、**まずこの3つの要素の対等性を認識することが重要です**。臨床現場において、最良のエビデンスを求め、自身の専門的技能と照らし合わせつつ、患者と共に意思決定を進めることがEBDの原則です。

2. エビデンスレベルについて

EBDの実践において重要となるエビデンス（科学的根拠）の信頼度にはレベルがあり、それをエビデンスレベルといいます。エビデンスレベルは研究の結論の強さを順位付けしたものであり、研究デザインにより分類されます（図2）。Dr. Nidermanらの定義によるエビデンスレベルは「ナラティブ・レビュー（一般的な総説）」や「専門家の意見」などから始まり、「コホート研究」、「介入研究」、「システマティック・レビュー／メタアナリシス」と順に高くなり、これらの研究から得られたエビデンスを基に作成された「診療ガイドライン」が最もエビデンスレベルが高くなります[6]。したがって、臨床疫学研究に関する論文を読む際には、その論文の研究デザインを意識して読み始める必要があります。また、臨床疫学研究において、最初から最も高いエビデンスレベルの研究に着手することはまずなく、1つずつの研究結果の積み重ねに支えられてはじめてメタアナリシスや診療ガイドラインなどに到達することができます。

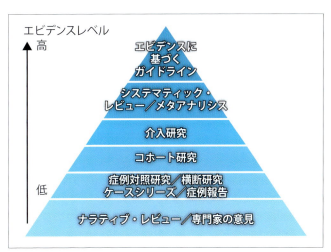

図2 EBDにおいて参考とするエビデンスのレベル分類
（参考文献6より著者改変）

3. EBDの5ステップ

EBDは具体的に、以下の5つの手順からなります[7,8]。

Step 1：疑問の定式化　　診療上の疑問を解答可能な疑問に定式化する
Step 2：エビデンスの検索　最良の利用可能なエビデンス（文献など）の系統的な検索
Step 3：批判的吟味　　　検索したエビデンスの妥当性、臨床的意義、および応用可能性の検証
Step 4：意思決定　　　　得られたエビデンスと臨床の専門的技能、患者の価値観・ニーズに基づく意思決定
Step 5：実績の評価　　　上記ステップにより行われた決定の評価

それぞれのステップを以下に解説します。

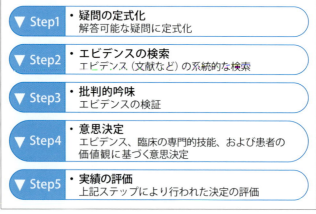

図3　EBD実施の5ステップ

4. EBDのStep 1：疑問の定式化

具体的には、Step 1の「疑問の定式化」では、診療上の漠然とした疑問を構造化された疑問（リサーチクエスチョン）に定式化する作業を行います[7,9]。定式化する際には、P（patient／患者）、I（intervention／介入 もしくは indicator／要因）、C（comparison／対照）、O（outcome／結果・転帰）のフォーマットを用いて行います（図4）。このPICOを用いた定式化により、①自身の疑問が整理され、② P,I,C,Oの各要素が次のステップで文献検索する際のキーワードとして役立ちます。

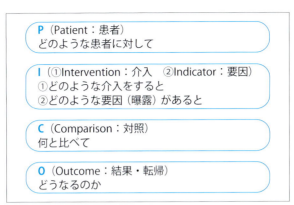

図4 疑問を定式化するフォーマット「PICO」

5. EBD の Step 2：エビデンスの検索

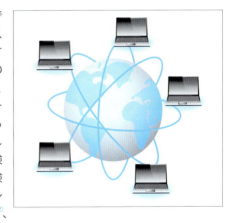

EBD の Step 2「エビデンスの検索」では Step 1 で定式化したリサーチクエスチョンに関連するエビデンスの検索、すなわち文献検索を行います。Step 1 での疑問の定式化により、P（患者）、I（介入、要因）、C（対照）、O（結果）という、リサーチクエスチョンを構成する各要素を明らかにしましたが、これらをキーワードとして文献検索を効率的に行います。文献検索を行うための効率的なデータベース検索サイトとして PubMed [10]、コクラン・レビュー [11]、医学中央雑誌（医中誌 web）[12]、米国歯科医師会の EBD ウェブサイト [4] および Google Scholar（http://scholar.google.co.jp/）などが挙げられます。インターネットさえあれば、どこからでも世界中の文献にアクセスすることができます。

以下に主な文献検索データベースおよびウェブサイトを紹介します。

1）PubMed [10]

PubMed は、米国国立衛生研究所（NIH）の一機関である米国国立医学図書館（National Library of Medicine：NLM）の一部門の米国国立生物工学情報センター（The National Center for Biotechnology Information：NCBI）が運営する文献検索システムであり、世界最大の医学文献データベース MEDLINE を公開しています。1997 年よりイン

ターネットを通じて無料で利用できるようになりました。PubMed には、2,200 万以上の文献から、検索語にあった文献のタイトル、著者名、雑誌名、出版年、ページ数が表示されます。文献ごとに異なりますが、多くの論文の要約（アブストラクト）を無料で読むことができ、さらに一部の論文は本文全文（フルテキスト）も無料で読むことができます。

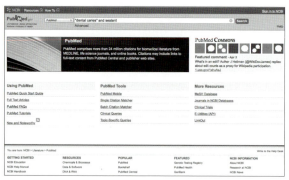

図 5　PubMed の検索画面（http://www.ncbi.nlm.nih.gov/pubmed）

2）コクラン・レビュー [11]

　コクラン・レビューは、1992 年に英国政府が国民保健サービス（National Health Service：NHS）の支援の一環として、UK コクランセンター（英国、オックスフォード）を設置したことで始まったコクラン共同計画（Cochrane Collaboration）により、厳密に定義された方法論を用いて行われた信頼性の高いシステマティック・レビューです（システマティック・レビューの詳細は本書 51 頁を参照）。コクラン・レビューは、データベースに収録されており、そのデータベースから論文を無料で検索することが可能です。実際の検索方法としては、まず「THE COCHRANE LIBRARY」のウェブサイト（http://www.thecochranelibrary.com/view/0/index.html）にアクセスすると、図 6 のような画面が現れます。青丸①の部分のボックスでキーワード検索ができ、さらに青丸②のようにトピック別検索もできます。トピックは全部で 33 あり、「がん」、「感染症」、「メンタルヘルス」、「子どもの健康」など多くの医学・歯学研究領域をカバーしています。ちなみに「Dentistry & Oral health」の領域では 216 編のコクラン・レビュー論文がヒットします（2015 年 4 月現在）。内訳をみてみると、Dental Caries が 55 編、Craniofacial Anomalies が 41 編、Oral & Maxillofacial Surgery が 31 編、Periodontal Disease が 22 編と続いています。なお、日本医療機能評価機構の Minds [13] では、これらのコクラン・レビューを部分的に邦訳したものを掲載しています。また、コクラン・ライブラリーでは、中心的な位置を占めるコクラン・レビューのほか、合計で 6 つのデータベースを同時に検索することができます。その中には、すでに論文として出版された介入研究を収録するデータベース「CENTRAL

（Cochrane Central Register of Controlled Trials）」も含まれています。CENTRAL は介入研究のデータベースとして最も包括的と言われており、PubMed や EMBASE といったデータベースの系統的な検索およびそのほかのデータベースで収録されているデータやハンドサーチによるデータを含んでいます。

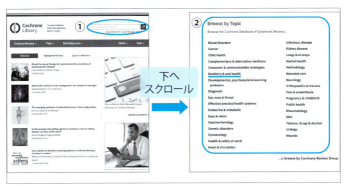

図6　コクラン・レビューの検索画面（http://www.thecochranelibrary.com/view/0/index.html）

3）医中誌 Web[12]

　英語論文の検索では PubMed やコクラン・ライブラリーがきわめて有効ですが、一方で日本語で書かれた論文の多くは検索対象外となっております。医中誌 Web は日本で発行される約 5,000 誌から収集した 750 万件に及ぶ論文題目、抄録、キーワード、書誌的事項などを日本語で検索することができます。「医中誌 Web」は、特定非営利活動法人医学中央雑誌刊行会が作成する国内医学系論文情報のインターネット検索サービスです（有料）。『医学中央雑誌』は 1903 年に、ドイツの抄録誌である『Centralblatt fur die Gesamte Medicin』にならって当初は抄録誌として、冊子体で創刊されました。その後 2000 年に「医中誌 Web」サービスが開始され、1983 年以降の論文情報がインターネットから検索できるようになりました。ただし、医中誌 Web は大学や病院などですでに契約している場合を除き、個人や歯科医院単位で利用するには有料で契約する必要があります。

4）米国歯科医師会の EBD ウェブサイト[4]

　米国歯科医師会（American Dental Association：ADA）には Center for Evidence-Based Dentistry という EBD の普及・促進のためのセンターがあり、最新のガイドラインやシステマティック・レビューを公開しています。診療ガイドライン（Clinical Practice Guideline）については 2014 年 11 月現在で、「Topical Fluoride」、「Prevention of Orthopaedic Implant Infection」、「Fluoride Supplements」、「Non-Fluoride Caries Preventive Agents」、「Reconstituting Infant Formula」、「Screening for Oral Cancer」、

「Sealants」、および「Infective Endocarditis」が公開されています。そのほかにも多くの「Critical Summaries」や「Systematic reviews」をトピックごとに検索することができます（無料）。

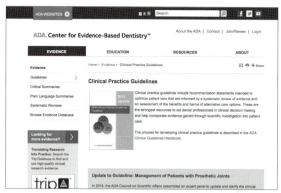

図7　米国歯科医師会 Center for Evidence-Based Dentistry の診療ガイドライン検索画面（http://ebd.ada.org/en/evidence/guidelines/）

5）Google Scholar

　Google Scholar とは、米国 Google 社が無料で提供する文献検索用エンジンです。学術雑誌、論文、書籍などの学術資料を無料で検索できます。検索結果は、引用された回数の多い順に並べられ、幅広く資料を見つけることができます。また、無料公開されている論文についてはそのまま論文の全文が表示されます。和文論文、英語論文ともに検索可能です。

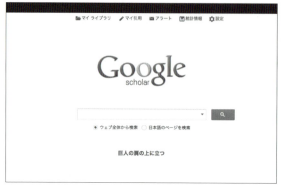

図8　Google Scholar（http://scholar.google.co.jp/）の検索画面

6. EBD の Step 3：批判的吟味

そして、Step 3 の「批判的吟味」では、Step 2 で得られた論文の結果の妥当性、臨床的意義および臨床への応用可能性について評価します。ここでは、臨床上の疑問を解決するうえで、その論文が根拠となり得るかどうかを吟味しながら研究論文を読解することが求められます。

それでは、具体的に批判的吟味とはどのようなことをチェックしながら行えばよいのでしょうか？　JAMA のガイドライン [14] および CASP Japan（http://casp-japan.com/）によると、基本的に下記の 3 点について吟味しながら論文を読むことが推奨されています。

  1. 結果は妥当か
  2. 結果は何か
  3. 結果は自分の診療に役立つか

また、そのほかにも下記のような研究報告（論文）の質を高めるためのガイドライン [15] も論文を読解するうえでの参考となります。

  1. CONSORT 声明：ランダム化比較試験の報告
  2. STROBE 声明：観察研究の報告
  3. PRISMA 声明：システマティック・レビュー／メタアナリシスの報告
  4. STARD 声明：診断確度に関する研究の報告

上記のような項目やガイドラインをチェックしながら論文を読み進めていくことで、多忙な日々の臨床における効率的な論文の読解が可能となります。

※論文の批判的吟味の方法論については「Part Ⅱ Chapter 3」で解説します。

7. EBD の Step 4：意思決定

さて、Step 3 での論文の批判的吟味が終わると、次は Step 4「意思決定」へと進みます。ここでは、図 9 に示すように最良のエビデンス、臨床の専門的技能、および患者の価値観に基づいて診療上の意思決定を行います。本章の冒頭でも述べた通り、EBD の実践においてエビデンスは重要ではありますが、すべてではありません。重要なことは「ある治療法が有効である」といったエビデンスを参考としつつも、いかに歯科医師自身の臨床の専門的技能・経験と患者の価値観を考慮して意思決定していくかということです。

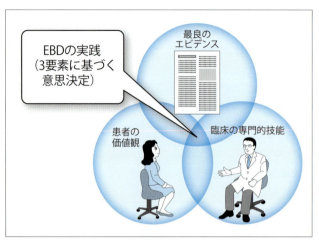

図9　EBD の Step4：意思決定

8. EBD の Step 5：実績の評価

　EBD の最後のステップである Step 5「実績の評価」では、Step 1 から 4 を振り返り、実際の治療経過はどうであったかを評価します。もしプロセスに問題点があれば改善方法を検討します。治療結果をデータとして記録し、分析することでエビデンスを蓄積していくことができます。なお、Step 5 における実績の評価においては歯科医療の質が改善しているかどうか評価し、自らの診療を振り返る必要があることから、EBD の実践は生涯学習（Lifelong Learning）および自己主導型学習（Self-Directed Learning）でもあります。EBD を臨床で実践することの意義（図 10）は、歯科医師にとっては診療上の疑問の解決、歯科医療の質の向上および科学に基づく歯科診療の実践を可能とし、最新のエビデンスを収集することにより知識や技術を更新できることにあります。一方、EBD は患者にとって効果的かつ安全で質の高い歯科医療、歯科医師からのより具体的でわかりやすい説明、意思決定への参加をもたらします。EBD が対象とする領域は、個々の症例のみならず、診療現場における種々の疑問に対しても適用可能であり、歯科医師—患者間のみならず、同僚の歯科医師や歯科医療従事者間で共有する現場の問題解決を促す効果も期待できることから、日常診療の一部として積極的に実践すべきでしょう。

歯科医療者にとって
- 診療上の疑問が解決し、歯科診療の質が向上する。
- 科学的に有効性が証明された歯科医療を提供できる。
- 最新のエビデンスを収集することにより、知識や診療技術を更新できる。

患者にとって
- 有効性、安全性が証明された質の高い歯科医療を受けられる。
- 治療の説明がデータに基づいて行われることでわかりやすくなる。
- 患者中心の歯科医療を受けることができる。

図 10　EBD を臨床で実践する意義

参考文献

1 ）Guyatt GH : Evidence-based medicine. ACP J Club 114 : A-16 ; 1991.

2 ）Evidence-Based Medicine Working Group : Evidence-based health care : a new approach to teaching the practice of health care. J Dent Educ 58 : 648-653 ; 1994.

3 ）Derek Richards, et al : Evidence-based Dentistry : Managing Information for Better Practice. quintessence publishing Co.,Ltd., 2008.

4 ）American Dental Association : Center for Evidence-based Dentistry website, http://ebd.ada.org (Accessed 08/03/2013)

5 ）中山健夫：エビデンス：つくる・伝える・使う．体力科学 59 : 259-268 ; 2010.

6 ）Niederman R, Clarkson J, Richards D : The Affordable Care Act and evidence-based care. J Am Dent Assoc 142 : 364-347 ; 2011.

7 ）Center for Evidence-Based Medicine ウェブサイト：http://www.cebm.net/searching-exercise-warm/ (Accessed 04/30/2015).

8 ）角舘直樹：米国における Evidence-Based Dentistry 教育の展開．日本歯科医療管理学会雑誌 48 : 174-179 ; 2013.

9 ）福原俊一：臨床研究の道標（みちしるべ）―7 つのステップで学ぶ研究デザイン．京都：健康医療評価研究機構，2013.

10 ）US National Library of Medicine : PubMed, http://www.ncbi.nlm.nih.gov/pubmed (Accessed 07/26/2013)

11) The Cochrane Collaboration : Cochrane Library, http://www.thecochranelibrary.com/view/0/index.html (Accessed 07/26/2013)

12) 医学中央雑誌刊行会：http://www.jamas.or.jp/ (Accessed 07/26/2013)

13) 公益財団法人 日本医療機能評価機構：Minds（マインズ）ガイドラインセンター，http://minds.jcqhc.or.jp/n/medical_user_main.php?main_tab=1&menu_id=19 (Accessed 05/24/2014)

14) 開原成充，浅井泰博 監訳：JAMA 医学文献の読み方．東京：中山書店，2001.

15) 中山健夫，津谷喜一郎 編著：臨床研究・疫学研究のための国際ルール集．東京：ライフサイエンス出版，2008.

Chapter 2 EBD の実践

1. 診療上の疑問―若手歯科医師の例―

たとえば、若手歯科医師と小児患者の母親との下記のような会話があったとします。

小児患者の母親　「子どもの歯の溝を埋める方法（シーラント）があるって聞いたんですけど、虫歯の予防効果はどのくらいあるんですか？」
若手歯科医師　「えーっと、虫歯予防の効果はあります。どのくらいと言われると…。個人によりますから…。」
小児患者の母親　「一般的には、溝埋めを行った場合と行わなかった場合でどのくらい違うんですか？」
若手歯科医師　「うーん…。」（図1）

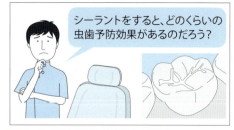

図1　若手歯科医師の診療上の疑問

以上のような状況のもとで、EBDの各ステップに沿って進めてみましょう。

2. EBD の Step 1：疑問の定式化

診療上の疑問が浮かんだら、まずはそれをPICOのフォーマットに定式化します。PICOの形にすることで、解決すべき問題の骨組みを明らかにすることができます。また、PICOの各要素は、文献検索の際のキーワードにもなりますので、大事なステップです。今回の若手歯科医師の疑問を定式化したPICOは図2のようになります。

- P（Patient：患者）／小児患者に対して
- I（Intervention：介入）／シーラントをする
- C（Comparison：対照）／シーラントをしない
- O（Outcome：結果・転帰）／う蝕の発生率

図2　若手歯科医師のPICO

3. EBD の Step 2：エビデンスの検索

　Step 1 で定式化されたリサーチクエスチョン (PICO) に基づいて「PubMed」[1]で検索してみましょう。まずは、PICO の「I（介入）」については「sealant」、「O（結果・転帰）」については「dental caries」で検索します。今回は、「C（対照）」は「sealant をしない場合」なので、検索キーワードとしては使いません。今回は違いますが、もしシーラントとほかの処置法を対照として比較する場合であれば、その処置法も検索キーワードとします。また、「P」の Child は後ほど、別の方法（Additional filters）で検索します（次頁参照）。

　それでは、上記キーワードで、ランダム化比較試験 (Randomized controlled trial：RCT)、システマティック・レビュー (Systematic Review)、メタアナリシス (Meta-Analysis) 論文が何編みつかるか検索していきましょう。

　最初に、フレーズ検索と論理演算子（and、or、not）による検索について説明します。2 語以上からなるフレーズを検索したい場合は、「" "（ダブルクォーテーション）」で囲むと一つの検索語としてフレーズ検索できます（例："dental caries"）。

　次に "dental caries" と sealant の両方を検索語として含む論文を検索してみましょう。この場合は、"dental caries" and sealant のように、「and」を用いて検索します（図 3）。

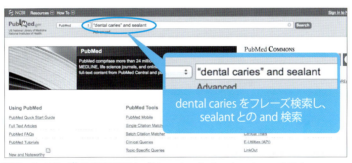

図 3　PubMed[1] の検索 BOX に「"dental caries" and sealant」と入力

　検索の結果、668 件の論文がヒットしています（図 4）。

　論理演算子による検索では、and 検索（2 つの条件の両方を含む）、or 検索（2 つの条件のうちいずれかを含む）および not 検索（一方のみを含む）を実施します。フレーズ "dental caries" と sealant における検索条件による比較を図 5 に示します。
　and 検索では 668 編、or 検索では 44,283 編、not 検索では 40,574 編となりました。and 検索で効果的に絞り込みができていることがわかります。

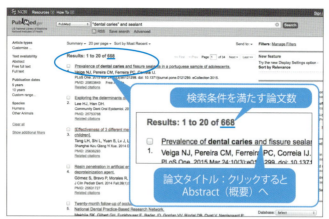

図4 PubMed で「"dental caries" and sealant」で検索した場合：668編がヒット

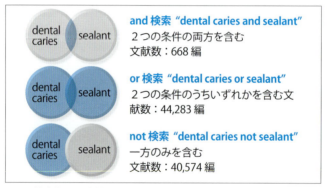

図5 検索条件の比較（2015年4月6日検索実施）

　しかしながら、and 検索で得られた 668 編のすべての論文の抄録や本文を読むには大変な労力を伴いますので、さらに文献を絞り込んでいく必要があります。
　そこで、PICO の「P（患者）」を Child に絞りこみ、さらにシステマティック・レビュー、メタアナリシス、およびランダム化比較試験論文に限定していきます。

絞り込み検索：Additional filters

　PICO の P（患者）を「child」に絞り込むために検索キーワードを「child and sealant and "dental caries"」として、and 検索とフレーズ検索を行うこともできますが、もっと便利な方法は、Additional filters（図 6）の使用です。

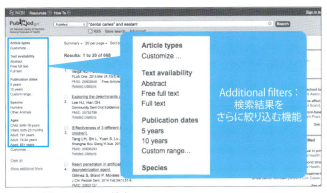

図6　Additional filters 検索

　Additional filters には，「Article type（論文の種類）」，「Text availability（論文を全文読むことができるかどうか／論文の入手可能性）」，「Publication dates（論文出版年）」，「Species（人間／動物）」，「Languages（論文が書かれた言語）」，「Sex（研究対象者の性別）」，「Subjects（主題）」，「Journal Categories（主要臨床雑誌／歯科／看護など）」，「Ages（研究対象者の年齢）」，「Search fields（検索フィールド）」の項目があり，それぞれ条件を絞って検索することができます（図7）。

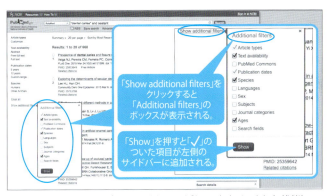

図7　Additonal filters（Show additional filters をクリックした状態）

　さらに図8のように Additonal filters において「Child：birth-18 years」を選択すると，研究対象者が18歳以下の研究に限定され，検索結果は668編から445編に絞り込まれます。

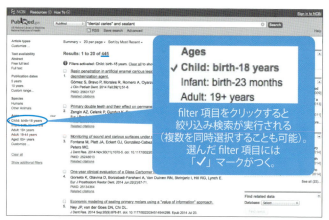

図 8　Additional filters で Child を指定した場合：445 編がヒット

ランダム化比較試験論文、システマティック・レビュー／メタアナリシス論文の検索

　年齢で絞り込んで 445 編まで減りましたが、それでもまだ多いと思います。次に、エビデンスレベルの高い「システマティック・レビュー／メタアナリシス論文」や「ランダム化比較試験論文」に絞って検索してみましょう。この場合、Additional filters のうち、「Article type（論文の種類）」を用いて検索します（図 9）。

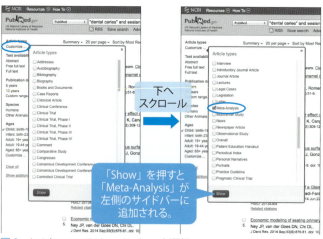

図 9　Article type で Meta-Analysis を選択

　2015 年 4 月 6 日の時点で検索した結果、ランダム化比較試験論文 75 編、システマティック・レビュー論文 13 編、メタアナリシス（Meta-Analysis）論文 4 編（図 10）となります。

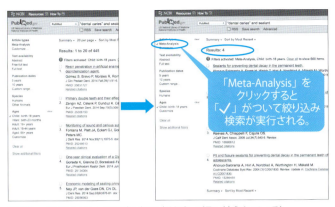

図10 メタアナリシスを選択（445編から4編へ絞られている）

コクラン・レビューのメタアナリシス論文を読んでみる

今回の診療上の疑問「シーラントはどのくらい蝕予防効果があるのか」を解決するために、4編のメタアナリシス論文の中から、Ahovuo-Salorantaら[2]のコクラン・レビュー論文「Sealants for preventing dental decay in the permanent teeth」を読んでみます。PubMedでは、論文のアブストラクト（概要）は図11のように表示されます。

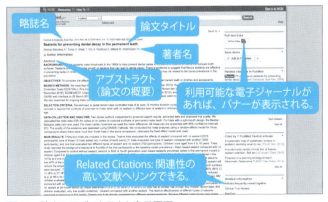

図11 論文のアブストラクト表示画面

4. EBDのStep 3：批判的吟味

論文を読むと、6つのランダム化比較試験論文でメタアナリシスを行い、1,259人の5-10歳の小児患者の第一大臼歯に対して第2-4世代のレジン系シーラントを行った場合とシーラントをしなかった場合との比較が行われていました（図12）。2年間の追跡後、

レジン系シーラントをしたグループは、シーラントをしなかったグループに比べてう蝕発生リスクが 88%減少し、効果を最小に見積もっても 81%、最大に見積もると 93% という結果でした（相対リスク 0.12、95%信頼区間 0.07-0.19）。また、シーラントを実施しなかった群において、2 年後に 100 歯面中 40 歯面にう蝕が発生したとすると、レジン系シーラントを実施した群では、100 歯面中 6.3 歯面にう蝕が発生すると推定され、シーラントをすることで 100 歯面中 33 〜 34 歯面のう蝕が予防できます。同様にシーラントを実施しなかった群において、2 年後に 100 歯面中 70 歯面にう蝕が発生したとすると、レジン系シーラントを実施した群では、100 歯面中 18.9 歯面にう蝕が発生すると推定され、シーラントをすることで 100 歯面中、約 51 歯面のう蝕が予防できます。

　なお、ここでは論文の主要な結果の紹介にとどめ、批判的吟味の詳細は「Part Ⅱ Chapter 3」で解説します。

Ahovuo-Saloranta A, Forss H, Walsh T, Hiiri A, Nordblad A, Mäkelä M, Worthington HV. Sealants for preventing dental decay in the permanent teeth. Cochrane Database Syst Rev. 2013 Mar 28;3: CD001830.

本論文の PICO
P：小児患者（1,259 人）
I：レジン系シーラントを実施する
C：シーラントを実施しない
O：2 年後のう蝕発生率

結果：
①2 年後のう蝕発生リスクを 88%減少
　（相対リスク 0.12、95%信頼区間 0.07-0.19）
②う蝕発生率
　モデル 1）シーラントなし；40 歯面／100 歯面
　　　　　　シーラントあり；6.3 歯面／100 歯面 〉100歯面中 33〜34歯面の う蝕予防効果

　モデル 2）シーラントなし；70 歯面／100 歯面
　　　　　　シーラントあり；18.9 歯面／100 歯面 〉100歯面中 約51歯面の う蝕予防効果

図 12　検索したエビデンスの内容

5. EBD の Step 4：意思決定

　EBD の Step 3 が終わると、次に Step 4「意思決定」へと進みます。Step 4 では、シーラントは有効であるというエビデンスを参考としつつ、歯科医自身の臨床の専門的技能・経験と患者の価値観・ニーズを考慮して診療方針を決定していくことになります（図 13）。
若手歯科医師　「*海外で行われた研究ですが、最新の研究成果によりますと、シーラントの効果は 図 12 のように証明されています（図 12 の内容を説明）。*」
小児患者の母親　「*このようにデータで説明されるとわかりやすいですね。わかりました。それでは、子どもにシーラントをお願いします。*」

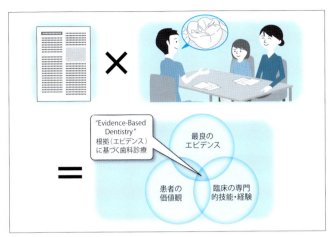

図13　EBDのStep4：意思決定

6. EBDのStep 5：実績の評価

院内カンファレンスにて：
若手歯科医師　「今回、患者さんからシーラントの効果について質問されたので、文献検索をしてメタアナリシスの論文を読んで、図12のように説明し同意を得ました。自分としては、今回のことをきっかけとして、今後長期にわたって小児患者のデータを蓄積して、自分で行ったシーラントが何年くらいの生存期間で、どのくらいのう蝕予防効果をもたらすのかを評価して行きたいと思っています。」
院長　「それは良い考えだね。われわれの日々の診療の経験や勘がデータとして数値化されることで患者さんも安心できるし、エビデンスとして発信すれば自分たちだけでなく、世の中の診療現場に広く役に立つかもしれないからね。よし、みんなで協力してデータを収集していこう。」
若手歯科医師　「ありがとうございます！」

　このように、Step 5「実績の評価」では、EBDが自身の診療を改善しているのか評価する段階です。今後データを蓄積していくことで本当に改善しているのかを検証していきます。

参考文献
1）PubMed：http://www.ncbi.nlm.nih.gov/pubmed/
2）Ahovuo-Saloranta A, Forss H, Walsh T, Hiiri A, Nordblad A, Mäkelä M, Worthington HV : Sealants for preventing dental decay in the permanent teeth. Cochrane Database Syst Rev. 2013 Mar 28 : 3 ; CD001830.

Chapter 3 米国における EBD 教育

1. 全米に広がる EBD 教育の展開

　米国では、国内すべての歯学部に対して米国歯科医師会（ADA）の教育認証評価機関 CODA（Commission on Dental Accreditation）により教育ガイドラインが定められています。CODA は歯学教育プログラムが一定以上のレベルにあることを認証するために1975 年に設立され、米国教育省によって認められている機関です。歯学教育プログラムの質の改善を促進するための基準の開発・管理およびガイドラインの制定を通じ、最終的に国民の口腔の健康に関するニーズを満たすことを目標としています[1]。2013 年のCODA の教育ガイドライン「Accreditation Standards for Dental Education Programs」には EBD に関して以下のように示されています[2]。

> 「歯学部卒業生は科学論文を入手、批判的吟味、応用そして伝達する能力、および文献とエビデンスに基づく患者ケアの提供とを関連付ける能力を有さなければならない。そして教育プログラムでは、臨床研究およびトランスレーショナル・リサーチ（基礎研究を臨床現場に橋渡しする研究）の基本原則について、研究がどのように実施、評価、適用、および患者へ説明されているかを含めて学生に紹介されるべきである」

　このように、EBD 教育に関して全米の歯学教育のガイドラインに明記されたことは非常に大きな意味をもちます。米国では EBD 教育が義務化され、全米約 60 校に及ぶすべての歯学部において EBD 教育が行われ始めています。

　現在、米国では卒前教育として、テキサス A&M ベイラー歯科大学が全 4 年間一貫性の体系的なカリキュラムである CUSPID（Clinicians Using Science to Produce Inspired Dentists）[3] を実施しています。これは、2008 年に NIDCR（National Institute for Dental and Craniofacial Research）より研究資金 633,343 ドルを受けて始まったもので、治療に関する新しい情報を批判的に吟味し、歯科医師としての科学的探究の知識、原理そして技術の習得を目的としています。具体的には、EBD と臨床疫学研究に関する講義、批判的吟味を中心とするグループ実習、批判的に吟味されたトピックの要約を作るグループ実習（Critically Appraised Topic：CAT）、エビデンスに基づく治療計画および症例検討を中心に体系的な教育が行われています。そのほか、EBD に関する卒後教育としては、アメリカ歯科医師会（ADA）の Center for Evidence-Based Dentistry により

「Advanced Evidence-Based Dentistry Workshop」[4] が毎年 1 回、5 日間で合計約 35 時間のプログラムとして提供されています。米国の歯学教育者、個人開業医、公衆衛生の専門家、研究者、企業で勤務する歯科医師などを対象としており、講義とグループ実習を中心に EBD の各ステップを習得するものです。本ワークショップの受講者には ADA の生涯教育単位が与えられます。

　このように米国において強化されている EBD 教育も、本邦における教育例はまだまだ少ないのが現状です。今後、日本版 EBD 教育プログラムが確立され、普及することが期待されます。ただし、EBD の浸透にあたっては、決してエビデンスのみに偏ることのない、真の EBD の概念（エビデンス、臨床の専門的技能、患者の価値観・ニーズの 3 要素を考慮する）が強調される必要があります。

2. EBD 教育はクリティカルシンキング能力を高める

　米国においては米国歯学教育学会（American Dental Education Association：ADEA）の歯学教育変革・イノベーション委員会（Commission on Change and Innovation in Dental Education）より米国歯学教育に関する 8 つの基本原則として以下の項目が示されています[5]。

- ・Critical Thinking
- ・Lifelong and Self-Directed Learning
- ・Humanistic Environment
- ・Scientific Discovery and the Integration of Knowledge
- ・Evidence-Based Oral Health Care
- ・Assessment
- ・Faculty Development
- ・The Health Care Team

　この中で特にその重要性が強調され、項目としても第一に挙げられているのがクリティカルシンキングです。

　前述の CODA の教育ガイドライン「Accreditation Standards for Dental Education Programs」2013 年版[6]ではクリティカルシンキングについて以下のように定義しています。

クリティカルシンキングは教える側にもまた深く学ぶ側にもその基礎をなすものである。
クリティカルシンキングは、
1 ）論理的思考において理論的で広く認められた基準を適用すること
2 ）エビデンスにアクセスしそれを評価する能力
3 ）臨床的推論において知識を応用すること

4）開放性、自己評価、好奇心、懐疑的な見方および問答を含む探究する姿勢
の4つの構成要素からなる。

　歯科医師は、専門的な診療においてクリティカルシンキングを実践することで適切
な情報を見分け、慎重かつ柔軟な検討のうえで治療の選択肢に関する意思決定を適
切に行い、診断および治療のアウトカムを評価し、そして診療の自己評価を行うこと
が可能となる。

　したがって、歯学教育プログラムは、
1）疑問の明瞭かつ正確な確認および定式化
2）既存の知識や見解にとらわれず正確に情報を解釈し、妥当な結論に到達する
ための関連情報の収集と評価
3）既存のエビデンス、基準や標準に反する新たな仮説の検証
4）開かれた心で考え、思い込み、推測および因果関係を認識し評価することで、
幅広い知性を表現すること
5）問題について議論する際に、他者と効果的にコミュニケーションのできる学生
を育成するものでなければならない。

　クリティカルシンキング教育とEBDの5ステップでは、図1に示すようにそれぞ
れの過程において共通する手法が用いられます。クリティカルシンキング教育では、
「疑問の明瞭かつ正確な確認および定式化」が第一段階であり、これはEBDの「Step
1：疑問の定式化」に相当します。次に「既存の知識や見解にとらわれず正確に情報
を解釈し、妥当な結論に到達するための関連情報の収集と評価」であり、これは同じ
くEBDの「Step 2：エビデンスの検索」に相当します。さらに「既存のエビデンス、
基準や標準に反する新たな仮説の検証」およびそれに続く「開かれた心で考え、思い
込み、推測および因果関係を認識し評価することで、幅広い知性を表現すること」は
EBDの「Step 3：批判的吟味」に、最後の「問題について議論する際に他者と効果的
にコミュニケーション」がEBDの「Step 4：意思決定」に相当すると考えます。し
たがってクリティカルシンキング能力を高めるうえでEBD教育は非常に有効である
と考えられており、クリティカルシンキング能力の育成を重要視している米国におい
ては、EBD教育の重要性も認識されています。

Chapter 3 米国における EBD 教育

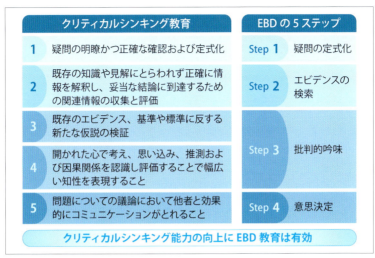

図 1 クリティカルシンキング教育と EBD の 5 ステップ

参考文献

1) American Dental Association：Commission on Dental Accreditation (CODA), http://www.ada.org/117.aspx（Accessed 08/03/2013）
2) Commission on Dental Accreditation：http://www.ada.org/sections/educationAndCareers/pdfs/predoc_2013.pdf (Accessed 08/03/2013)
3) Hinton RJ, Dechow PC, Abdellatif H, Jones DL, McCann AL, Schneiderman ED, D'Souza R：Creating an Evidence-Based Dentistry Culture at Baylor College of Dentistry: The Winds of Change. J Dent Educ 75：279-290；2011.
4) American Dental Association：Advanced Evidence-Based Dentistry Workshop,http://ebd.ada.org/en/education/courses/advanced-evidence-based-dentistry-workshop (Accessed 05/25/2014)
5) Haden NK, Andrieu SC, Chadwick DG, Chmar JE, Cole JR, George MC, Glickman GN, Glover JF, Goldberg JS, Hendricson WD, Meyerowitz C, Neumann L, Pyle M, Tedesco LA, Valachovic RW, Weaver RG, Winder RL, Young SK, Kalkwarf KL：ADEA Commission on Change and Innovation in Dental Education：The Dental Education Environment. J Dent Educ 70：1265-1270；2006.
6) Commission on Dental Accreditation：Accreditation Standards for Dental Education Programs, http://www.ada.org/sections/educationAndCareers/pdfs/da_2014.pdf (Accessed 03/30/2013)

Part

II

エビデンスを読み解く

Part II

Chapter *1* 論文を読む前におさえておきたい
ポイント① : 研究デザイン

Chapter *2* 論文を読む前におさえておきたい
ポイント② : バイアス

Chapter *3* EBD のための論文読解ガイド

Chapter *4* 診療ガイドライン

論文を読む前におさえておきたいポイント①：研究デザイン

EBD の実践のためには、「EBD の Step 2：エビデンスの検索」で検索して得られたエビデンスである研究論文を「EBD の Step 3：批判的吟味」で読解する必要があります。前章でエビデンスのレベルを規定しているのは、研究デザインであると解説しました。そこで本章では、論文を読む前におさえておきたい研究デザインについて解説します。

1. 臨床疫学研究デザイン

主に患者集団を対象とする臨床疫学における研究デザインは大別すると、図1に示すように観察研究、介入研究およびデータ統合型研究に大別できます。以下に主な研究デザイン[1,2]について説明します。

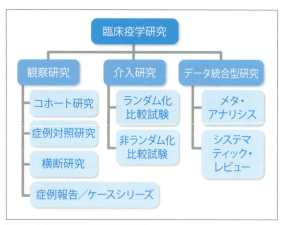

図1　主な臨床疫学研究デザイン

2. 観察研究

1）症例報告／ケースシリーズ研究

症例報告（Case report）は、単一症例あるいは類似する複数の症例を評価した報告のことです。稀な症例についての報告であり、新しい治療法が発見される契機となるこ

ともあります。しかしながら、対照群を設定するのが困難であることから、仮説を検証することはできません。同様に、複数の症例をまとめ、評価する研究をケースシリーズ研究（症例集積研究：case-series study）と言います。

2）横断研究

ある一時点における要因（曝露）とアウトカム（結果）を観察する研究方法です（図2）。調査対象集団における有病割合を得ることができ、また、時間をかけて追跡しなくても曝露群（要因をもつ集団）と対照群（要因をもたない集団）との比較により、要因とアウトカムとの関連を推定できるという利点があります。横断研究は、一時点における調査であるため、時

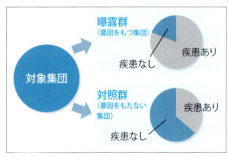

図2　横断研究

間的な前後関係の評価が難しく、関連性については評価できても因果関係を証明する能力は後述する症例対照研究やコホート研究よりも低いことになります。

3）症例対照研究

症例対照研究とは、研究対象とする疾病の患者群（症例群）と非患者群（対照群）を設定して、それぞれについて危険因子（リスクファクター）と思われる要因への曝露状況を過去に振り返って調べて比較する研究デザインのことです[3]。先にアウトカムを測定してから後ろ向きに要因を測定することになることから、比較的短時間で実施可能であり、食中毒の発生原因を調べる場合のように、研究結果を直ちに現場へフィードバックしたい場合に適しています。また、稀な疾患の場合にも実施可能であるなどの利点があります。一方で、要因の測定を過去にさかのぼって収集するため、リコール（思い出し）バイアス（35頁参照）の影響を受けやすい、などの限界もあります。

4）コホート研究

コホート研究とは、ある特定の集団あるいは地域に属する人たちを対象として、解明したい要因が「ある集団（曝露群）」と「ない集団（対照群）」に分け、それぞれの集団を追跡調査して要因の有無とアウトカム（病気の発生など）との関連を調査する研究方法です（図3）。

これから起こり得る事象について調査する場合を「前向きコホート研究」といいます。前向きコホート研究は、時間やコストがかかるのが難点ですが、時間経過に沿って縦断的に追跡調査をするため、横断研究よりも結果の信頼性が高い研究方法と言われています。これに対し、過去の記録から得た情報を用いて要因とアウトカムとの関連を調査

する場合を「後ろ向きコホート研究」といいます。その名前から、時間軸も現在から過去へ向かう「後ろ向き」と受け取ってしまいがちですが、実際は過去のある時点から現在までの「前向き」の研究デザインです。この誤解を生じさせないように、「過去起点コホート研究」と呼ぶこともあります[4]。調べたい要因とアウトカムが過去のある時点から診療録（カルテ）などに記録として残されている場合には、過去にさかのぼってコホート研究の情報を得ることができます。

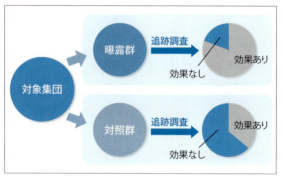

図3　コホート研究の流れ

3．介入研究

　対象者を治療や保健指導などの介入を「受ける群（介入群）」と「受けない群（対照群）」に割付け（割振り）、2つの群間でアウトカム（治療効果など）を比較する研究方法です。介入群と対照群との割付けがランダム（無作為）に行われているか否かにより、ランダム化比較試験と非ランダム化比較試験に分けられます。

1）ランダム化比較試験（Randomized Controlled Trial：RCT）

　ランダム化比較試験（以下、RCT）とは、対象者を治療や保健指導などの介入を「受ける群（介入群）」と「受けない群（対照群）」にランダム（無作為）に割振った後、2つの群間で効果などのアウトカムについて比較する研究方法です。RCTの流れを図4に示します。本研究デザインでは対象者をランダムに各群に割付けていることから、交絡因子（交絡因子については36頁を参照）の偏りを最小限にとどめることが可能です。ただし、その偏りを最小限にとどめるためには、十分な対象者数（サンプル数）が必要となります。RCTでは、治療や保健指導などの介入内容が標準化して行われていればほかの研究者が追試をすることも可能で、よくデザインされた研究の結果はエビデンスレベルが高いとされています。

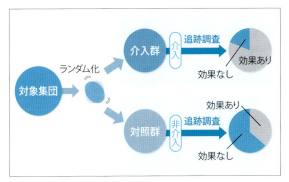

図4　ランダム化比較試験の流れ

2）非ランダム化比較試験

　ランダム化比較試験同様に、対象者を介入群と対照群に分けて、2つの群間で効果の差を比較する研究デザインです。対象者の各群への割付けが、ランダムに行われず、交互割付けや受診日による割付けなどで行われるため、2群間の患者の属性（性、年齢、重症度など）に偏りが生じ、交絡バイアス（36頁参照）が生じてしまう可能性があります。そのため、研究デザインのレベルはRCTより低くなります。

4. データ統合型研究

　「治療法AとBではどちらのほうが治療効果が高いのか?」という疑問を解決するために文献検索していたところ、ある論文では「治療法AのほうがBよりも有効」、別の論文では「治療法BのほうがAよりも有効」、さらに別の論文では「治療法AとBの治療効果の差は認められない」となっていたら、どの結果に基づいて判断したらよいのでしょうか?（図5）　このような場合に

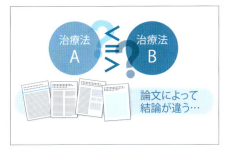

図5　治療法A vs 治療法B

は、「データ統合型研究」の論文を読むことが有用です。システマティック・レビューではさまざまな結果を示す先行研究を網羅的に収集し、批判的吟味を行って評価し、全体としてどのような結果になっているかを表（Table）の形式で要約し、エビデンスを提示します。一方、メタアナリシスでは、それに加えて、さらに個々の論文に示されているデータを統計的な手法を使って量的に統合し、結論を下します。

1）システマティック・レビュー（系統的レビュー）

　関連する既存の研究結果を系統的・網羅的に収集し、それらの結果を評価して、総合的にひとつの結論が導けるかどうかを検討する研究方法です。システマティック・レビューがナラティブ・レビュー（一般的な総説）と違う点は、既存の研究を選択する方針（参入・除外基準）や選択した研究の結果を表示する方法が明確であり[5]、再現性が高いことです。エビデンス・テーブルという、個々の文献の特徴をまとめた表を使用することも特徴的です（52頁参照）。英国で始まった国際的なプロジェクトであるコクラン共同計画（Cochrane Collaboration）は、厳密に方法論が定義された信頼性の高いシステマティック・レビューを提供しています[2,3,5]（6頁参照）。

2）メタアナリシス（メタ分析）

　同一テーマに沿った複数の論文からデータを集めて統合し、分析する研究方法のことです。たとえば、ある治療法の効果についてシステマティック・レビューを行った結果、それらの論文のデータが統合可能である場合にメタアナリシスを使うことが可能です。メタアナリシスとは統計学的手法を用いてそれぞれの論文のアウトカムを一つに統合することで、全体的な治療効果の推定を行うものです。これにより、治療方法の効果についてさらに信頼性の高い結論を得ることができます。なお、システマティック・レビューおよびメタアナリシスの実施手順は51頁で解説します。

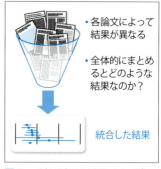

図6　メタアナリシスのイメージ

5. 研究デザインの比較

　本章で解説した主な研究デザインの特徴を比較したものを表1に示します。それぞれのデザインには利点と欠点があり、それらによってエビデンスのレベルが規定されています。本章の内容を踏まえて、次章のバイアスについて学習していただき、Chapter 3のEBDのための論文読解に備えていただけたら幸いです。

参考文献

1）角舘直樹：研究論文がわかる基礎講座第2回〜4回．歯界展望．2013．
2）角舘直樹，横山葉子：研究論文がわかる基礎講座第5回〜6回．歯界展望．2013．
3）大木秀一：基本からわかる看護疫学入門．東京：医歯薬出版，2007．
4）福原俊一：臨床研究の道標（みちしるべ）—7つのステップで学ぶ研究デザイン．京都：健康医療評価研究機構，2013．
5）Stephen B. Hulley ほか著，木原雅子，木原正博 訳：医学的研究のデザイン—研究の質を高める疫学的アプローチ—．第3版，東京：メディカルサイエンスインターナショナル，2009．

Chapter 1 論文を読む前におさえておきたいポイント①：研究デザイン

表1 主な研究デザインの比較

研究デザイン	時間軸	主な利点	主な欠点
横断研究	一時点 （現在）	・時間、経費、労力が少なくても実施可能な場合が多い。	・断面調査なので、要因とアウトカム発生の因果関係の検証には向かない。
症例対照研究	後向き （現在⇒過去）	・短期間で実施できる。 ・稀な疾患の研究に向いている。	・リコール（思い出し）バイアス（35頁参照）が生じる可能性がある。 ・適切な対照群の設定が難しい。 ・追跡調査ではないので、疾患の発生率は得られない。
前向きコホート研究	前向き （現在⇒未来）	・追跡調査であるので、疾患の発生率に関する情報が得られる。 ・時間的前後関係が明らかであり、横断研究よりも、要因と疾患発生との因果関係を証明する能力が高い。	・追跡中の脱落が結果に大きな影響を及ぼす。 ・稀な疾患の研究の場合は、研究対象者数が大きくなりすぎる。 ・研究対象者の追跡が必要となるため、時間、経費、労力が必要となる。
後ろ向きコホート研究	前向き （過去⇒現在）	・既存の資料が揃っていれば、短期間に実施が可能である。	・過去の資料の記載に不備があった場合は、情報バイアス（35頁参照）が生じる可能性がある。
非ランダム化比較試験	前向き （現在⇒未来）	・研究者によって、対象者が、介入群と対照群へ割振られることから、コホート研究よりもエビデンスレベルが高い。	・ランダムに割付けていないことから、交絡バイアス（36頁参照）の影響を排除できない。 ・前向きコホート研究と同じ欠点を有する。
ランダム化比較試験	前向き （現在⇒未来）	・ランダム化により未知の交絡へも対処可能（38頁参照）。 ・要因とアウトカム発生の因果関係を証明する能力が高く、エビデンスレベルが高い。	・リサーチクエスチョンによっては、倫理的配慮により、実施できない場合もある。 ・前向きコホート研究と同じ欠点を有する。

31

Chapter 2 論文を読む前におさえておきたいポイント②：バイアス

1. バイアスとは

　真実の値と、目の前の研究で測定された値との差を誤差と呼びます。誤差には、偶然に起こるものと系統的に起こるものがあり、前者を偶然誤差、後者を系統誤差と言います[1,2]。系統誤差は一定の方向性（偏り）をもった誤差であり、バイアスと呼ばれます（図1）。バイアスには、数多くの種類がありますが、主なものは選択バイアス、情報バイアス、交絡バイアスであり、これらは3大バイアスとして知られています。3大バイアスは、以下の通りです[3]。

1）選択バイアス（selection bias）：対象者が標的母集団（target population）から標本（sample）として選択されるときに生じるバイアス。
2）情報バイアス（information bias）：要因（曝露）とアウトカム（疾患発生など）についての情報が収集（データが測定）されるときに生じるバイアス。
3）交絡バイアス（confounding bias）：交絡因子により、要因とアウトカムの関連がゆがめられるバイアス。

　バイアスは、その標本を使って行う研究の妥当性（validity）に影響します。研究の妥当性には、外的妥当性（external validity）と内的妥当性（internal validity）があります[3]。

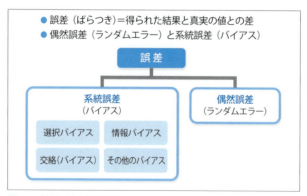

図1　系統誤差と偶然誤差

外的妥当性とは研究結果がどれだけ広い標的母集団にあてはまるかということです。一方、内的妥当性とは研究の対象者となった患者集団内で、その結果がどれだけ正確であるかを示す度合のことです[4]。

それでは、上記の内容を踏まえたうえで3大バイアスについて解説します。

2. 選択バイアスとその制御法

選択バイアスとは、観察する集団が標的母集団を正しく代表していないときに起こるバイアスのことです。研究対象者の選択方法により、選ばれた参加者の特性に偏りが生じることで、本来の標的母集団における要因（曝露）とアウトカム（疾患発生など）の関係と異なる結果が観察されることを指します。選択バイアスには、研究の外的妥当性に関わるものと内的妥当性に関わるものが存在します。

1）外的妥当性に関わる選択バイアス

臨床疫学研究において外的妥当性に関わる選択バイアスを制御するためには、全数調査（悉皆調査）により、参入基準を満たすすべての対象者に調査を行うことが望ましいですが、その実施可能性はきわめて低いです。そこで次に考えられる制御法は、ランダム（無作為）に対象者を抽出することです。これら2つ以外の方法による対象者の抽出では、多かれ少なかれ、外的妥当性に関わる選択バイアスが生じていると考えます。本バイアスは研究実施後の調整ができないため、研究計画段階で必ず考慮しておく必要があります。以下に外的妥当性に関わる選択バイアスの例を示します。

①標本抽出のバイアス（sampling bias）

実際に選ばれた対象者の、標的母集団に対する偏りのこと。全数調査もしくはランダムに対象者（標本）を選ぶことができない場合に生じるバイアス。

②自己選択バイアス（self-selection bias）

対象者を募集した際に自発的に研究に参加した者は、元々健康に自信があり、健康に対する意識も高く、良好なセルフケアを実践している者に偏っていることが多いために生じるバイアス。これらの参加者は、一般住民の集団より疾患の有病割合が低い可能性があります。ボランティア・バイアス（volunteer bias）とも呼ばれます。

③所属集団によるバイアス（membership bias）

ある集団に所属している者は、一般住民の集団とは異なる健康度を示すバイアスのこと。たとえば、企業における就労者だけを研究対象者にした場合、就労することができない健康状態不良者が除かれた集団についてのみ調査することになります。そのため、得られた結果は、一般住民の集団に比べて死亡率が低く、各種疾患の有病割合も少なく、健康な者の割合が多くなります。これを、ヘルシーワーカー効果（healthy worker effect）とも呼びます。

2）外的妥当性に関わる選択バイアスの制御：サンプリング法

先述の通り、外的妥当性に関わる選択バイアスは対象者を抽出する際に生じます。本バイアスを制御する抽出法（サンプリング法）として代表的なものを紹介します[3,5]。

①単純ランダムサンプリング（simple random sampling）

標的母集団からランダム（無作為）に対象者を抽出する方法です。たとえばある歯科医院の歯周病患者を対象として単純ランダムサンプリングを行うには、ある期間における歯周病患者の名簿を作成し、通し番号を付与します。乱数表から標本n個分の乱数を得て、通し番号がその乱数に一致する者を抽出します。

②層化ランダムサンプリング（stratified random sampling）

母集団を性別や年齢のような属性に基づく層に分け、各々の層から患者をランダムに抽出する方法です。参入基準（患者を選択する基準）を満たす患者が少ないと想定される場合で、特定の交絡要因（年齢、性別など）を均等に割付けるときに有効です。

③クラスターサンプリング（cluster sampling）

個人の集まりであるクラスター（病院、学校、歯科医院など）をサンプリング単位とみなして、クラスターをランダムに抽出する方法です。たとえば、介入群に割付けられた病院は全対象者に対して介入（新しい治療法）を実施し、対照群に割付けられた病院では、全対象者に対照となる治療法を実施します。

④簡易サンプリング（convenience sampling）

参入基準を満たし、研究参加への同意が得られたすべての患者を連続的に抽出する方法です。ランダムサンプリングではありませんが、ボランティア・バイアスなどの影響を制御することができます。簡易サンプルでの中でも季節変動やその他研究にとって重要な時間変動をカバーできるほど長期間にわたってサンプリングできる場合には、連続サンプリング（consecutive sampling）と呼びます。

3）内的妥当性に関わる選択バイアスとその制御法

内的妥当性に関わる選択バイアスの代表的な例を以下に列挙します。

①非回答者バイアス（non-respondent bias）

研究対象者のうち、調査に同意して参加した者と調査に同意せず、参加しなかった者との間で生じる、要因およびアウトカムの系統的な偏りのこと。質問票を用いた調査では、回収率および回答率を上げることでこのバイアスを制御します[6]。

②追跡脱落バイアス（loss to follow-up bias）

コホート研究や介入研究などの、対象者を前向きに追跡する研究で生じるバイアス。一般的には研究期間中に転出、死亡、あるいは消息不明などにより追跡から脱落する者は、PICO における「I：要因」をもち、また「O：アウトカム」を発症している者であることが多く、その場合に追跡完了者だけで観察される要因とアウトカムとの関連は、研究開始時の全体の研究対象者における関連と異なるものになります。脱落者を少なくするように追跡する方法を確立することでこのバイアスを避けます。

3. 情報バイアス

　情報バイアスとは対象者から要因とアウトカムについての情報が測定されるときに生じるバイアスのことです。情報バイアスは、要因もしくはアウトカムを測定する際に、偏った測定結果が出てしまうことを指します。測定する要因もしくはアウトカムが誤った区分に分類されてしまうことを「誤分類（misclassification）」と言います。たとえば、う蝕が存在しているにも関わらず、測定の結果「う蝕なし」のグループに分類されてしまうことが誤分類にあたります。

　以下に情報バイアスの代表的な例を示します。

1）測定者バイアス（observer bias）[5]

　測定者が測定情報を故意あるいは無意識のうちにゆがめて報告することによって生じるバイアスのこと。たとえば、経験の浅い歯科医師が対象者の歯周ポケットを系統的に浅目もしくは深目に測定してしまうことです。このバイアスを制御するためには、研究開始前に検査者が正しく測定できるようトレーニングしておくことが必要です。

2）診断バイアス（diagnostic bias）

　診断の際に、誤った診断カテゴリーへ分類（誤分類）してしまうことにより生じるバイアスのこと。臨床医は患者を診る際に、要因をもっている患者をより注意深く診察・診査するため、アウトカム陽性と診断しやすくなると言われています。

3）リコール（思い出し）バイアス（recall bias）

　ある過去の時点における要因への曝露経験の有無を、本人の記憶に基づいて分類する症例対照研究で生じます。一般に、曝露経験は疾病に罹患していない者では忘れられ、罹患者ではゆがんで思い起こされます。この場合、その疾病をもつ症例群と疾病をもたない対照群とでは、過去の要因曝露経験の記憶や申告の正確さに差があり、誤分類が生じます[3]。このバイアスを制御するためには、正確な思い出しを助けるような質問を組み立てる必要があります[7]。

4）面接者（質問者）バイアス（interviewer bias）

　面接調査で対象者から情報が収集される場合に生じるバイアスのこと。質問者が複数いると、質問者によって情報の聞き出し方、記録方法、収集情報の解釈に差があり、バイアスが生じます。質問者が一人の場合でも、面接日時や面接条件によって収集情報の正確さに差が生じます。これを質問者内バイアスといいます[3]。なお、面接（質問）を行う人と患者との関係性によっても情報収集（測定）結果が変わることがあります。以上のことから通常は、標準的な面接トレーニングを実施したり、面接条件をそろえたりすることでこのバイアスに対処します[6]。

4. 情報バイアスの制御法：盲検化

　情報バイアスの制御法の一つに盲検化があります。盲検化（blinding）はマスク化（masking）とも呼ばれ、患者が曝露群（介入群）もしくは対照群のどちらに割付けられているかを分からなくする方法であり、情報バイアスを避けるための方法の一つです。患者のみに盲検化する場合を一重盲検、患者と担当医両方に盲検化することを二重盲検といい、これに加えてアウトカム評価者に盲検化することを三重盲検、そしてデータ解析者まで盲検化することを四重盲検と言います。

　たとえば、新しい代用甘味料を用いてう蝕予防を目的としたガムを開発し、歯科外来患者を対象としてランダム化比較試験を実施するとします。介入群の患者には新しいガムを与え、対照群の患者には従来のキシリトールガムを与えて効果を比較します。ここで、もし盲検化を全く行わなかった場合、新しいガム群に割付けられた患者は、望ましい結果となるように努力して糖分摂取を控えたり、間食をしなくなったり、セルフケアを念入りに行うかもしれません（これをホーソン効果といいます）。また、担当医が患者の割付けを知ったら、新しいガム群の患者に対して、対照群よりも保健指導を熱心に行うかもしれません。そうなると、ガムの違いだけではなく、ほかの介入の効果も加わってしまうことになります（これを共介入といいます）。このような状況を防ぐために、患者と担当医に二重盲検が行われます。この研究の場合には、両方のガムともに、味、におい、形を同じにしておくことで二重盲検が可能となります。また、介入終了後にアウトカム（う蝕発生の有無）を評価する歯科医師が患者の割付けを知っていたら、先入観のために新しいガム群に有利な結果判定を導いてしまうかもしれません。これを防ぐためにアウトカム評価者に対する三重盲検が必要となります。さらには、最終的なデータ解析者にも割付けの内容をわからなくして解析してもらう場合が四重盲検となります[8]。

　より多く盲検化した方が、より厳密に情報バイアスを制御できるため、良い研究デザインとなります。

5. 交絡（交絡バイアス）

　交絡は、交絡因子が存在するために要因とアウトカムとの関連が歪められるバイアスであり、交絡バイアスとも呼ばれます。ここでいう、交絡因子とは、1）アウトカムの危険因子（リスクファクター）[※]であり、2）要因と関連があり（相関関係を持ち）、3）要因の結果ではない、という3条件を満たし、要因とアウトカムとの関連を歪める因子のことです（図2）。交絡因子は、曝露群と対照群で不均一に分布することで結果を歪めます。なお、臨床疫学研究では一般的に性別、年齢、人種は潜在的な交絡因子として取り扱います。

[※]危険因子（リスクファクター）：疾患（アウトカム）に罹患する確率を高める要因のことで、リスク要因ともいいます。

Chapter 2 論文を読む前におさえておきたいポイント②：バイアス

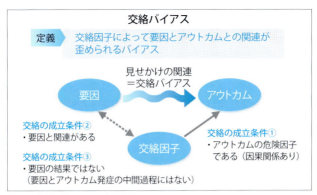

図2　交絡バイアスの概念図

　たとえば、ある研究でコーヒーと歯周病の関連を調べたところ、コーヒー飲用者は非飲用者に比べて統計学的に有意に歯周病の有病割合が高かったとします。では、本結果からコーヒー飲用と歯周病の間に関連があると結論づけることはできるでしょうか？
　この場合、図3に示すように、喫煙が交絡因子となっている可能性があります。すなわち、喫煙者にコーヒー飲用者が多いことにより、「コーヒー飲用者に歯周病の者が多い」というみせかけの関連が生じているかもしれません。
　ラットなどの動物を使った実験では、「生後〇週」と統一することである程度個体差をそろえることが可能であると思います。それに比べて人間を対象とする臨床疫学研究では、対象者の個体差が大きく、さまざまな交絡因子が存在するため、交絡バイアスが発生しやすい状況にあります。したがって、この交絡バイアスをいかに制御できるかどうかが臨床疫学研究の成功の鍵を握っています。以下に、交絡バイアスの制御法を示します。

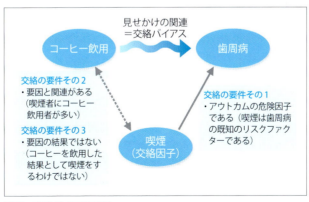

図3　交絡バイアスの例
注）この交絡バイアスの例は仮想のものです。本例ではコーヒー飲用は歯周病の危険因子ではないと仮定しています。

37

6. 交絡バイアスの制御法

　交絡バイアスの制御法には、以下のような方法があります。ランダム化（無作為化）は、既知および未知の両方の交絡因子による交絡バイアスを制御できますが、それ以外の方法では、未知の交絡因子による交絡バイアスを制御することはできません。

　交絡バイアスの制御方法には、**研究計画の段階で制御する方法**と、**統計解析の段階で制御する方法**があります。以下に、それぞれの方法を解説いたします。

1）研究計画の段階で制御する方法

①ランダム化（無作為化）

　対象者を介入群と対照群とにランダム（無作為）に割付けます。割付けはコンピュータのプログラム、乱数表によることが多いです。十分な標本数があれば、対象者がどちらかの群に入る確率は等しくなります。すなわち、きわめて均質な2つのグループ（介入群と対照群）を作り出すことが可能となります。現時点で交絡バイアスを引き起こすことが明らかにされている交絡因子のみならず、研究時点では明らかにされていない未知の交絡因子も両群に等しく割振られるのがランダム化の優れた特徴です。

②限定

　限定は、あらかじめ特定の交絡因子をもつ（あるいは持たない）人だけを対象者とする方法です。（例：男性のみ、高齢者のみ、喫煙者のみに対象者を絞る。）

③マッチング

　マッチングは、交絡因子（例：性別、年齢など）について、曝露群と対照群の対象者でそれぞれペアをつくり、両群における交絡因子の分布を均一にする方法です。

2）統計解析で制御する方法

①層別解析

　交絡因子をデータ解析の段階で制御する方法の一つが層別解析であり、データを交絡因子の層ごとに分けて分析する方法です。

②標準化

　複数の群において交絡要因となりうる要因の構成を等しくして全体の死亡率を比較する方法として、直接法（年齢調整死亡率）と間接法（標準化死亡比）があります。

③多変量解析

　多変量解析は、複数の交絡因子を同時に調整し、注目する要因とアウトカムの関連とその大きさを検討する解析方法です。代表的なものに多重ロジスティック回帰分析、重回帰分析などがあります[2]。

Chapter 2　論文を読む前におさえておきたいポイント②：バイアス

7. まとめ

　本章では、主なバイアスとその制御法について解説しました。臨床疫学研究は、バイアスとの戦いと言っても過言ではありません。3 大バイアスを制御する方法は、表1に示すように研究計画の段階で制御する方法と、データ収集が終了した後に統計解析の段階で制御する方法があり、各バイアスごとに異なります。中でも、選択バイアスと情報バイアスは、研究計画の段階で制御しなければならず、データ収集後には制御できません。皆様が EBD において論文を読まれる際にも、バイアスがどのくらい制御されているかを意識して論文を読解する必要があります。

表1　3 大バイアスと制御法について

バイアスの種類	研究計画段階での制御法	統計解析での制御法
選択バイアス	全数調査、ランダム抽出など	×（対処できない）
情報バイアス	盲検化など	×（対処できない）
交絡バイアス	ランダム化、限定、マッチング	標準化、層別解析、多変量解析 （交絡因子がデータとして測定されていない場合は制御不可能）

参考文献

1）福原俊一：臨床研究の道標（みちしるべ）―7 つのステップで学ぶ研究デザイン. 京都：健康医療評価研究機構，2013.

2）中村好一：基礎から学ぶ楽しい疫学. 第 2 版，東京：医学書院，2006.

3）青山英康 監修，川上憲人，甲田茂樹 編：今日の疫学. 第 2 版，東京：医学書院，2005.

4）Robert H. Fletcher, Suzanne W. Fletcher 著，福井次矢 監訳：臨床疫学 EBM 実践のための必須知識. 第 2 版，東京：メディカル・サイエンス・インターナショナル，2006.

5）Stephen B. Hulley ほか著，木原雅子，木原正博 訳：医学的研究のデザイン―研究の質を高める疫学的アプローチ―. 第 3 版，東京：メディカル・サイエンス・インターナショナル，2009.

6）大木秀一：基本からわかる看護疫学入門. 東京：医歯薬出版，2007.

7）Kenneth・J・Rothman 著，矢野栄二，橋本英樹 監訳：ロスマンの疫学 科学的思考への誘い. 東京：篠原出版新社，2004.

8）名郷直樹：ステップアップ EBM 実践ワークブック. 東京：南江堂，2009.

Part

II

エビデンスを読み解く

Chapter *3*

EBDのための論文読解ガイド

　本章では、EBD の Step 3「批判的吟味」における臨床疫学研究論文の読解方法について、これまでに紹介した研究デザイン、バイアスを中心に解説します。

1. 臨床疫学研究論文の基本構成

1）IMRAD 型の構成

　臨床疫学研究論文がどのような構成で書かれているかを概説します。一般的に、学術論文は構造化されており、IMRAD 型が採用されています。

　IMRAD とは、下記の4つの要素から構成されています。

① Introduction：緒言、② Method：方法、③ Result：結果、④ Discussion：考察

※ IMRAD の「A」は「And」のことであり、意味をもっていません。

各構成要素は表のようになります[1, 2]。

① Introduction（緒言）

　はじめに、先行研究を引用しつつ研究の背景を述べます。次に仮説とリサーチクエスチョンに基づいた研究の目的を記述します。

Introduction の構成要素	内容	チェックポイント
①これまでに明らかにされていることと明らかにされていないこと	・今回の研究に関連する先行研究でどこまでが明らかにされていて、何が明らかにされていないか	
②研究の目的	・仮説およびリサーチクエスチョンに基づいた研究の目的	・PICO は明確かどうか

② Method（方法）

　研究がどのように実施されたかについて詳述します。研究の信頼性を担保する部分であり、批判的吟味をするうえで非常に重要なセクションです。ヒトを対象とする臨床疫学研究に特徴的な項目としては、研究デザイン、対象者、研究の実施場所、介入／要因、アウトカムとその測定法などがあります。また、観察研究では交絡因子について、

40

Chapter 3　EBD のための論文読解ガイド

ランダム化比較試験の場合はランダム化や盲検化について詳述します。

Method の構成要素	内容	チェックポイント
①研究デザイン （Study design）	・研究デザインの種類（横断研究、コホート研究、ランダム化比較試験など） ・研究実施期間	・研究デザインと研究実施期間は明記されているか
②研究場所（Setting）	・研究の実施場所（大学病院、歯科医院、保健所など）	・研究の実施場所が明記されているか
③対象者（Participants）	・対象者のサンプリング法（34 頁参照）	・サンプリング法は適切か （選択バイアスの制御）
	・参入基準（対象者の選択基準）の定義	・限定、マッチングを行う必要はなかったか （交絡バイアスの制御）
	・必要サンプル数の見積もり	・サンプル数の見積もりが事前に行われていたか（主に介入研究）
④介入もしくは要因 （Intervention or Exposure/Indicator）	・観察研究：要因（曝露）の定義とその測定方法	・要因の誤分類は起こりやすくないか （情報バイアスの制御） ・交絡因子の見落としはないか （交絡バイアスの制御）
	・介入研究：介入内容の詳述、患者と担当医の盲検化の有無、患者の割付けの方法	・一重・二重盲検は行われているか （情報バイアスの制御） ・ランダム化は行われているか （交絡バイアスの制御）
⑤アウトカムとその測定方法 （Outcomes measurement）	・主要アウトカムの定義とその測定方法	・主要アウトカムは記載されているか ・アウトカムの誤分類は起こりやすくないか （情報バイアスの制御）
	・アウトカム評価者の盲検化の有無	・三重盲検の有無 （情報バイアスの制御）
⑥統計解析 （Statistical analysis）	・曝露群／介入群と対照群のアウトカムを比較するための検定方法	・適切な検定方法が選択されているか
	・データ解析者の盲検化の有無	・四重盲検の有無 （情報バイアスの制御）
	（主に観察研究） ・交絡バイアスを制御するために用いた統計解析方法	・層別解析、多変量解析など （交絡バイアスの制御）

41

③ Result（結果）

　結果のセクションではまず、対象者の性別や年齢をはじめとする属性情報について記述します。そして主要なデータおよび統計解析の結果を記述します（客観的な事実のみを報告し、著者の意見はここでは述べないことになっています）。

Result の構成要素	内容	チェックポイント
①対象者の背景情報	・対象者の人数、属性（背景）情報について表を作成 ・質問紙調査（横断研究）の場合は回答者の割合を報告 ・コホート研究・介入研究では、脱落せずに研究を完遂した対象者の割合を報告 ・特にランダム化比較試験では、対象者が脱落した理由を記述	・各群の属性（背景）情報が等しいかを表で確認する（比較の妥当性が担保されているか） ・各群における追跡脱落者数を確認する（選択バイアスの制御）
②アウトカムについて	・Method のセクションで設定した主要アウトカムの報告	・主要アウトカムが、研究目的に沿った形で正しく報告されているか
	・比較する群間でのアウトカムがどのくらい異なるのか報告	・得られた効果は臨床的に意義のあるものかどうかを確認する
	・統計解析の結果を報告	・95%信頼区間の上限と下限の値を確認する。なければ、P 値を確認する

④ Discussion（考察）

　このセクションでは、まず初めに主要な結果の概要が記載され、Introduction で書かれた研究のリサーチクエスチョンや目的に対する答えを記述します[3]。次に、その結果を過去の先行研究の結果と比較検討し、既存の研究の礎に対して加えた新たな知見を述べます。その後、研究デザインやバイアスの制御などに関する研究の限界（limitation）を述べ、最後に今後の展望や臨床応用に関する内容を記述します。

論文の構成要素	内容	チェックポイント
①主要な結果／先行研究との比較検討	・本研究の主要な結果を述べ、先行研究と一致している点や異なる点の検討	・既存のエビデンスとの比較検討はされているか確認する
②研究の強みと限界	・研究デザイン上の強み ・制御できなかったバイアスなどの限界 ・今後の課題	・研究デザインやバイアスに関する問題点を列挙しているか確認する
③結論	・研究の結果から直接的に言える結論 ・今後の展望や臨床応用の可能性 ・臨床現場や健康政策における重要性	・飛躍的推論や過度な一般化がないか確認する

Chapter 3　EBD のための論文読解ガイド

2.　治療の効果に関する論文の批判的吟味

　多忙な診療現場で EBD を実践するためには、Step3 の論文の批判的吟味を効率的に行うことが肝心です。CASP[4, 5] および JAMA のガイド[6] を参考に、筆者が重要と考える批判的吟味の主なポイントを以下に紹介します。今回は、主に治療の効果に関する論文に焦点を絞って解説します。

問 1. その研究論文のリサーチクエスチョンは明確か？

　論文の批判的吟味において、まず初めに確認しておくべきことはその研究のリサーチクエスチョン、すなわち PICO です。

P (Patient)：どのような患者に
I (Intervention/Indicator)：どのような介入を行うと／どのような要因があると
C (Comparison)：対照群と比べて
O (Outcome)：どんな結果（転帰）を得たのか

　論文の PICO が自身のリサーチクエスチョンと一致しているかを確認することが批判的吟味の第一ステップです。

問 2. 研究デザインはリサーチクエスチョンに答えるためにふさわしいものであるか？

　リサーチクエスチョンによってふさわしい研究デザインは変わります。たとえば、以下のようなリサーチクエスチョンがあったとします。
　P：上顎小臼歯部にう蝕がある成人患者
　I：メタルインレー修復をした場合
　C：コンポジットレジン修復をした場合
　O：10 年生存率

　メタルインレー修復とコンポジットレジン（以下、CR）修復の 10 年生存率の比較に関する研究デザインを考えてみましょう。この場合、10 年以上にわたる縦断的な追跡調査が必要であるため、一時点の研究である横断研究と時間軸が後ろ向きの症例対照研究は適しません。よってコホート研究及び介入研究が候補として考えられます。では、介入研究は実施可能でしょうか？　ランダム化比較試験（RCT）を例にとって考えてみましょう。RCT では、患者の意思を反映せずにランダムに「金属色のインレー修復」もしくは「歯と同様の色をした CR 修復」を行うことになります。上顎小臼歯部は、審美的にも気にする患者が多く、患者に研究参加の同意を得ることが難しいと想定されます。よって倫理的に問題があるため、研究倫理委員会の承認を得ることは難しいでしょう。非ランダム化比較試験においても、ランダムではないにせよ研究者が治療法の割付けを設定するた

43

め、同様の問題が生じます。よって今回はコホート研究が現実的な選択肢となってきます。

　前向きコホート研究を行うためには、これから10年以上の期間をかけて前向きに観察することが必要であるのに対し、後ろ向きコホート研究では、既存のカルテからデータを抽出して調査を実施するため、迅速に研究を実施できるというメリットがあります。しかし、後ろ向きコホート研究を実施するには要因とアウトカム、および交絡因子をはじめとするデータがカルテ上に記載されている必要があります。これらのデザインの比較をまとめたものが以下の表です。

表1　インレー修復とコンポジットレジン修復の生存期間を比較する研究におけるデザインの比較

	利点	欠点
横断研究	追跡調査ではないので生存期間を算出できない。	
症例対照研究		
前向きコホート研究	・追跡調査により生存期間の測定が可能。 ・脱落を減らすために対策を講じることが可能。	・10年以上時間がかかる。 ・後ろ向きコホート研究よりも人手や費用が必要。
後ろ向きコホート研究	・既存のカルテですぐに研究が開始できる。 ・前向きコホート研究に比べて費用がかからない。	・カルテに必要な情報が記載されてない場合は実施できない。 ・カルテの選び方によっては、選択バイアスが生じる。
非ランダム化比較試験	倫理的に実施できない。	
ランダム化比較試験		

　このように、自身のリサーチクエスチョンを解決するのに最適な研究デザインは何かを考え、それが検索した論文と一致しているかを判断します（各研究デザインの比較は、31頁参照）。

問3. 選択バイアスはないか？
【チェックポイント】
1）観察集団は標的母集団を代表しているか？
　　①単純ランダムサンプリング、②層化ランダムサンプリング、③クラスターサンプリング、④簡易サンプリングなどの抽出方法を確認する（31頁参照）。
2）参入基準（もしくは除外基準）は明確に定義されているか？

問4. （主に介入研究）その研究の対象患者数は、事前に見積もられたか？
【チェックポイント】

Chapter 3　EBD のための論文読解ガイド

1）研究計画段階でサンプル数の検討が行われたか？

　研究計画の段階であらかじめ治療効果が予測できる場合は、その効果を確かめるためには何人の対象者数（サンプル数）が必要かを算出することが求められます。サンプル数が必要以上に大きい場合は、臨床的に有益ではないわずかの治療効果でも有意差が出てしまいます。一方、必要サンプル数に満たない場合は、真実として治療効果があったとしても統計学的に有意とならないことがあります[7]。

問 5.（介入研究のみ）患者はそれぞれの治療群にどのように割付けられたか？

【チェックポイント】

1）ランダム化比較試験の場合、割付けはどのように行われていたか？

　①コンピューター、②乱数表、③封筒法など

2）非ランダム化比較試験の場合、割付けはどのように行われていたか？

　①交互割付、②カルテ番号による割付け、③受診日による割付けなど。

3）各群の割付けの結果、群間に大きな違いがなかったか？

　各群へ割付けられた結果を見て、それぞれの群の年齢、性別などの重要な交絡因子に大きな差がないか確認します。

問 6. 追跡脱落バイアスはないか？

【チェックポイント】

1）研究対象者の追跡は十分に完了できていたか？

　追跡不能者は、追跡が完了できた対象者と異なるアウトカムをもつかもしれないため、追跡不能者がどのくらいの数（割合）いるのかを確認する。

2）対象者の追跡期間は十分な長さであったか？

　追跡期間は、有益あるいは有害な効果が現れるのに十分な長さであったかどうかを確認する。

3）割付けから追跡の流れはフローチャートで図示されているか？

　ランダム化比較試験の論文では、研究の流れと対象者の数を図で示すフローチャートをつけることが推奨されています[8]（図1）。フローチャートには、以下の 4 項目について示されます。

　①組み入れ（enrollment）：どのような対象者が研究に含まれ、どのような対象者が除外されたかが記載される。

　②割振り（allocation）：介入群と対照群において、実際に割振られた介入を受けた人数が記載され、受けなかった場合はその理由が記述される。

　③追跡（follow-up）：介入期間の脱落（追跡不能）がどのくらいあったかについて人数が記載される。

　④解析（analysis）：実際に解析に用いるデータを取得できた人数が示される。

　図1を見ることで、研究の流れ、ランダム化の状態、追跡脱落者および脱落理由など

45

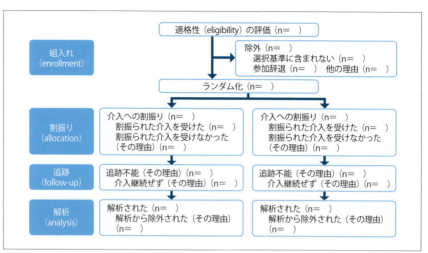

図1 ランダム化比較試験の各段階の過程を示すフローチャート[8]

が一目で分かり、追跡脱落バイアスなどの選択バイアスが生じていないかを確認できます。

問7. 情報バイアスはないか？
【チェックポイント】
1）アウトカムおよび要因はバイアスを最小限にするように測定されていたか？
　アウトカムと要因の測定の際に、バイアスが生じていないかを確認します。たとえば主要アウトカムがO'learyらのPlaque Control Record（PCR）であった場合に、PCRの測定を複数の検査者が行うとしたら、その検査者間で事前に一致度を高める（担保する）ためのトレーニングをしているかどうかを本文中から確認します（測定者バイアスの確認）。
　ほかにも、面接者バイアスの一例としては、患者に歯科治療の満足度を尋ねる研究において、主治医が患者に治療した直後に、その患者に対して直接満足度を聞いたらどうなるでしょうか。おそらく患者は本心よりも高い満足度を回答せざるを得ないと思います。このようなバイアスを制御するには、治療後、別の場所で独立した、主治医以外の質問担当者が調査を実施することが必要です。

2）患者、診療現場の担当医、アウトカム評価者、およびデータ解析者はそれぞれ要因（曝露）の有無に関して盲検化されていたか？
　一重（患者）、二重（患者＋担当医）、三重（患者＋担当医＋アウトカム評価者）、四重盲検（患者＋担当医＋アウトカム評価者＋データ解析者）のいずれかの盲検化（36頁参照）が実施されていたかを確認します。

Chapter 3　EBD のための論文読解ガイド

問 8. 交絡バイアスの制御をしていたか？

【チェックポイント】

1 ）考えられる重要な交絡因子を列挙する。

　観察研究では、交絡バイアスをどれだけ制御できるかが結果の確からしさを左右します。そのため、論文の中で考えられる交絡因子がデータとして測定されているかを確認します。一方、交絡バイアスを制御しうるとされているランダム化比較試験においても、サンプル数が少ない場合は、介入群と対照群との間で交絡因子の分布に偏りが出てしまい、交絡バイアスが生じてしまうことがあるので、結果を注意して確認します。

2 ）研究計画の段階で交絡バイアスの制御をしていたか？

　①ランダム化、②限定、③マッチングなど（38 頁参照）

3 ）統計解析の段階で交絡バイアスを制御していたか？

　①層別化、②標準化、③多変量解析など（38 頁参照）

問 9. その研究の結果はどのようなものか？

【チェックポイント】

1 ）相対リスクはどのくらいか？

　疾患が発生する確率（発生率）を疫学用語では「リスク」と呼びます。相対リスク（相対危険：relative risk）とは、曝露群（介入群）と対照群との発生率の「比」で表されます。相対リスクを知ることにより、ある要因をもつ（介入を受けた）人は、要因をもたない（介入を受けていない）人に比べて何倍疾患にかかりやすいか、すなわち要因（介入）とアウトカムとの関連の強さが明らかとなります。相対リスクは総称であり、論文中では研究デザインによってオッズ比、リスク比、ハザード比などの指標で示されます[9, 10]。

2 ）絶対リスク減少（リスク差）はどのくらいか？

　先述の相対リスクは要因（介入）とアウトカムとの関連の強さを示すうえで有用ですが、相対リスクは、比で示されているため、曝露群（介入群）と対照群のアウトカムの発生率が実数としてどのくらい違うのかをイメージできません。このような場合、曝露群（介入群）と対照群のリスクの「差」を確認します（次頁参照）。この、両群間のリスクの差のことを絶対リスク減少（リスク差）と呼びます。絶対リスク減少を示すことで介入によって疾患（アウトカム）の発生をどのくらい防止できるかがわかります。

3 ）NNT（Number Needed to Treat）はどのくらいか？

　臨床疫学では、相対リスク減少よりも絶対リスク減少を重視し、さらに絶対リスク減少の逆数である NNT（Number Needed to Treat：治療必要人数）を新しい指標として提唱しています[11]。NNT は、絶対リスク減少の逆数（1 ÷絶対リスク減少）で計算され、次頁の表 2 で述べるケースでは 1 ÷ 0.09 ≒ 11（人）となり、う蝕発生を 1 人減らすためには 11 人の患者に新しいう蝕予防処置をする必要があります。NNT では、臨床での評価を具体的に形でイメージできるため、きわめて有用です[11]。

47

相対リスク減少と絶対リスク減少：90%の減少と100人中9人の減少？

　相対リスク減少と絶対リスク減少の違いを例で示します。たとえば、小児患者を対象としたランダム化比較試験で、う蝕予防処置を実施する群（介入群）と実施しない群（対照群）の間でう蝕予防効果を比較したとします。介入期間終了後に新規う蝕の発生率を測定した結果、対照群の新規う蝕発生率が10%、介入群では1%でした（表2）。この場合、相対リスクは、対照群と介入群の新規う蝕発生率の「比」で示され、1/100÷10/100=0.1となります。また、相対リスク減少は1から相対リスクを減じて1–0.1=0.9となり、「介入により相対リスクが90%減少した」と表現されます。一方、絶対リスク減少（リスク差）とは、対照群に比べて介入群の「新規う蝕発生率」のリスクの「差」がどの程度かを示す指標であり、この場合は、10/100–1/100=0.09となります。これは、対照群では100人中10人に新たなう蝕が発生するところ、介入群では100人中1人にう蝕が発生したということであり、言い換えると「新しい予防処置を行うことにより100人中9人にう蝕発生の減少がみられる」ことになります。相対リスク減少で90%の減少という表現と、絶対リスク減少で100人中9人の減少では、受け取る印象が異なると思います。よって、相対リスク減少のみを患者とのコミュニケーションで用いると誤解をまねくおそれがあることから、絶対リスク減少と相対リスク減少の両者を患者に提示する必要があると言われています[11]。

表2　う蝕予防処置の効果を検証するランダム化比較試験の結果（仮想データ）

治療法	う蝕発症あり	う蝕発症なし	計
介入群〈予防処置あり〉	1	99	100
対照群〈予防処置なし〉	10	90	100
計	11	189	200

介入群のう蝕発生リスク：1/100 (1%)
対照群のう蝕発生リスク：10/100 (10%)
相対リスク：1/100÷10/100=0.1
相対リスク減少：1–相対リスク=1–0.1=0.9 (90%)：介入により相対リスクが90%減少
絶対リスク減少：10/100–1/100=0.09 (9%)：介入を100人に行うと9人のう蝕発生が減少
NNT＝1÷絶対リスク減少＝1÷0.09≒11：う蝕発生を1人減らすためには約11人の患者に処置が必要

Chapter 3 EBD のための論文読解ガイド

問 10. その研究の結果はどのくらい正確か？

研究結果の正確さを確認するためには、統計学的検定や統計学的推定を用います。前者では「有意確率：P 値（P-value）」を示し、後者では通常「95％信頼区間（confidence interval）」を提示します。

1 ） 統計学的検定：P 値（P-value）

統計学的検定においては、まず初めに帰無仮説を設定します。たとえば、ある 2 つの治療法の効果を検証する場合、帰無仮説は「2 つの治療法の効果に差はない」となります。この帰無仮説が正しいとすると、治療の効果は相対リスク（リスク比）で表せば 1、絶対リスク減少（リスク差）で表せば 0 となります [10]。もし実際に研究で測定された治療効果から算出した P 値が 5％ 未満（p<0.05）であれば帰無仮説を棄却（否定）します。すなわち「2 つの治療法の効果には（統計学的に有意な）差があった」ことになります。また、P 値に関しては、もう一点おさえておくべきポイントがあります。それは、統計学的検定からは「有意差がある（p<0.05）」か「有意差がない（P ≧ 0.05）」の 2 択の定性的な情報しか得ることができないということです。

そこで、下記の例をご覧ください。

例①　治療法 A は治療法 B に比べて歯周ポケットを 0.01mm 改善させた（P<0.05）。

この結果を受けて、診療現場の歯科医師は、「有意差があるならば、効果がある」と判断して治療法 A を実行すると結論付けるかもしれません。しかしこの判断は慎重に行うべきでしょう。なぜなら統計学的に有意差があっても臨床的には効果がないことがあるからです。今回の例では、歯周ポケットが 0.01mm 統計学的に有意に改善したとしても、臨床的には意義のある差とは言い難いでしょう。同じ 0.01mm の差であったとしても、P 値は対象者数（サンプル数）が多ければ小さくなり、対象者が少なければ大きくなるという性質があります。つまり、P 値は対象者数（サンプル数）が多ければ臨床的にあまり意味のない差でも有意となり、対象者（サンプル数）が少なければ臨床的に意味のある差でも有意差が出ないということが起こります。すなわち、P 値は、統計学的有意差の有無という定性的な情報は教えてくれますが、治療効果がどの程度違うのかという定量的な情報については教えてくれません。そこで、現在は定量的な情報の必要性から、後述する 95％信頼区間を示すことが多くなりました。

2 ） 95％信頼区間（confidence interval）

95％信頼区間（95％ CI）とは「同様の研究を何度も反復して実施した場合、95％ の回数で正しい測定値（真の値）が含まれる範囲」のことです [12]。すなわち、信頼区間とは真の値が取りうる範囲であり、その範囲の上限値と下限値から効果の大きさ（程度）はどの位かといった定量的な解釈が可能となります。信頼区間を利用すれば、以下の例のように、治療の選択では最大に見積もった場合と最小に見積もった場合の効果が予想できます。

49

> 例② 定期的にう蝕予防処置を行った群（介入群）と、行っていない群（対照群）を比べると、う蝕発症をアウトカムとする絶対リスク減少（リスク差）は 50%（95% CI：10-90）であった。

　この場合は、絶対リスク減少が 50%でその 95%信頼区間が 10%〜90%という結果でした。すなわち、小さく見積もると 10%で大きく見積もると 90%という結果であり、95%信頼区間の幅が広いことから、精度の高い研究とは言えないでしょう。なお、絶対リスク減少（リスク差）には、95%信頼区間が 0 を含まない場合、$P<0.05$ で統計学的に有意な結果となります（比で表される相対リスクの場合は、95%信頼区間が 1 を含まない場合に $P<0.05$ で統計学的に有意な結果となります）。つまり、95%信頼区間では仮説検定の結果（P 値に関する情報）も含まれていることになります。

　信頼区間と P 値による結果の表記を比較するために、今の結果を P 値を用いて表すと以下のようになります。

> 例③ 定期的にう蝕予防処置を行った群（介入群）と、行っていない群（対照群）を比べると、う蝕発生をアウトカムとする絶対リスク減少は 50%（$p<0.05$）であった。

　例③のように検定結果のみを提示された場合には、「（統計学的に有意であった）**絶対リスク減少 50%**」という値だけがクローズアップされてしまうかもしれません。よって、治療効果の統計的推測と有意差に関する統計的検定の両方の結果を知ることができる 95%信頼区間の有用性をご理解いただけたかと思います。95%信頼区間は治療の意思決定において重要な情報を提供しています。

問 11. その結果はあなたの現場の対象者に当てはめることができるか？

【チェックポイント】

1）自身の診療現場での対象者（患者）は、その研究における対象者と比較して大きく異なるか？

　対象者の年齢、性別、疾患の重症度、併存疾患をはじめとした属性情報を確認します。

2）自身の診療現場は、その研究が実施された環境と大きく異なるか？

　歯科医院の規模、大学病院か開業医か、人種、医療制度の違いなどについて確認します。

3）治療によって得られたアウトカムは起こりうる副作用やコストに見合うか？

　その研究では、1）臨床的に有益なすべてのアウトカムを検討していたかどうか、2）副作用などの有害事象を検討できていたかどうかを再確認したうえで、最終的にその治療が費用対効果に優れているかどうかを判断します。

　EBD の初学者の方は、まずは上記の問 1〜11 のポイントに注意して、治療の効果に関する論文の批判的吟味を行っていただけたら幸いです。そして批判的吟味されたエビ

Chapter 3 EBD のための論文読解ガイド

デンス、自身の臨床経験、および患者の価値観やニーズを踏まえて EBD の Step 4「意思決定」へと進みます。

3. システマティック・レビュー／メタアナリシス論文の読解

　本書は、EBD の入門書であるため、システマティック・レビュー／メタアナリシスの読解については、2 つの大きな特徴である「研究の要約」と「フォレスト・プロット」に焦点を絞って紹介します。

1）システマティック・レビュー／メタアナリシスの研究実施手順

　システマティック・レビューでは、「治療法 A のほうが B よりも有効」、「治療法 B のほうが A よりも有効」あるいは「治療法 A と B の治療効果の差は認められない」などの結果を示す先行研究を系統的にすべて評価し、全体としてどのような結果になっているかを表（table）の形式で要約し、エビデンスを提示します。一方、メタアナリシスでは、それに加えて、さらに個々の論文に示されているデータを統計的な手法を使って量的に統合し、結論を下します。

　システマティック・レビュー／メタアナリシスでは、ランダム化比較試験（Randomized Controlled Trial：RCT）論文だけを集めて行うこともできますが、コホート研究論文だけを集めて実施することも可能です。得られる結果は、RCT を対象にしたシステマティック・レビュー／メタアナリシスのほうがコホート研究を対象とした場合よりも信頼性（エビデンスレベル）が高くなります。

　システマティック・レビューとメタアナリシスの研究実施手順を以下に示します[13]。システマティック・レビューは下記のステップ 6 まで、メタアナリシスはそれに加えて、ステップ 7 を実施します。

ステップ 1：研究テーマを決めます。この際には、解決したい疑問を PICO の形に定式化すると明確になります。

ステップ 2：文献検索する際に、特に I と O に関する具体的な検索語を決定します。システマティック・レビューやメタアナリシスでは、研究計画の時点で定めた参入・除外基準に適応した先行研究をすべてもれなく抽出するため、MeSH（Medical Subject Headings）と呼ばれる米国国立医学図書館が定める生命科学用語集（シソーラス）を用いて検索します。

ステップ 3：ステップ 2 で得られた検索語を使って、データベースでの文献検索を実行します。Medline（PubMed）や Cochrane Library、Web of Science、EMBASE など、複数のデータベースを使って、系統的・網羅的に検索します。

ステップ 4：文献検索で抽出された論文の中から、内容を精査しながら適切なものを選出していきます。このプロセスは独立した 2 人以上の研究者が行い、お互いの結果を照らし合わせて、相違があればディスカッションをしながら選んでいきます。検索

51

で抽出された論文数、除外された論文数、最終的に選出された論文数をフローチャートで示します。

ステップ5：選出された論文の批判的吟味を行います。特に、研究のバイアスの評価を行います。

ステップ6：選出された各論文について、論文の概要（対象者数、対象者の背景、ベースライン・介入後のアウトカムの値）などの基本的な情報をエビデンステーブルとして要約します（図2）。

（ここまでがシステマティック・レビュー）

ステップ7：十分な先行研究が見つかり、かつそれぞれの論文のデータが量的に統合可能な場合は、メタアナリシスを行い、最終的な結論を下します。

ここで、メタアナリシス論文の一例を紹介します。2010年に発表された、歯の喪失と健康関連 Quality of Life（以下 QOL）との関連について、メタアナリシスの結果の一部を枠内に示します[14]。

【研究の背景】健康状態や治療効果の評価においては、臨床指標だけではなく、生活の質を示す指標である QOL での評価が必要と言われている。

【目的】歯の喪失本数または喪失部位と、口腔関連 QOL との関連性を検討すること。

【方法】1990年から2009年までに英文で発表された研究のシステマティック・レビューとメタアナリシス。

【結果】システマティック・レビューにより、924論文のうち、35論文が選出され、そのうち10論文のデータがメタアナリシスに用いられた。メタアナリシスの結果、残存歯数が 1-8 本の群は残存歯数が 25-32 本の群と比べて、口腔関連 QOL のスコアが 3.37 低かった（ほかにも、喪失部位と同スコアについて関連が認められているが、紙面の都合上、ほかの結果については割愛）。

上記の概要の中から、残存歯の数と QOL に関するシステマティック・レビューとメタアナリシスの結果について解説します。まずは、先述のステップ6までのシステマティック・レビューのプロセスを経て、エビデンス・テーブル（研究の要約）として提示されています（図2）。これを見ることで、過去に公表されている研究論文の結果の全体像が一目でわかります

各研究ごとに、著者、対象者の人種や数、用いた QOL 尺度の種類、主要な結果が表にまとめてあります。さらに、本研究ではメタアナリシスを行い、図3のようなフォレスト・プロットという図を提示しています。

【フォレスト・プロットの解説】

この図の数字の「0」の縦線は、残存歯 1-8 本の群と残存歯 25-32 本の群の QOL スコアの差が 0 である基準を示しています。今回の結果では、0 より右側に 3 つの先行研

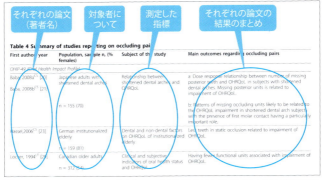

図2 システマティック・レビュー／メタアナリシス論文における研究の要約[14]

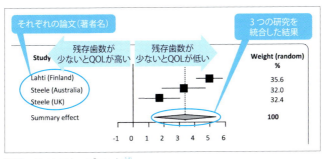

図3 フォレスト・プロット[14]

究の結果が集中しており、すべての研究で残存歯1-8本の群が残存歯25-32本の群よりもQOLスコアが低いことを示しています。仮に、「0」より左側に結果が表記されている場合は、逆に1-8本の群のほうが残存歯25-32本の群よりもQOLスコアが高いことを示します。Summary effectとして示されているダイヤ型のマークは上記の3つの研究結果を統合した結果です。ダイヤの真ん中（点線で示されている値）は、3つの研究結果を統合した結果を示しており、この場合3.37となります。また、ダイヤの横幅は、信頼区間（95%CI）が1.37-5.38であることを示しています（95%信頼区間が「0」をまたいでいないので、統計学的に有意差があることを示しています）。各論文の結果に示されている四角形の面積は、各論文のメタアナリシスでの重み（Weight：だいたい標本サイズに比例する）を表示しています。今回の事例では、3つの論文の重みがほぼ等しいことが示されています。

今回の結果では、残存歯数が1-8本の群は、25-32本の群と比較して、QOLスコアが3.37ポイント低くなると示されました。ただし本研究では先行研究が3編と少なく、結果が不安定である可能性があることから、今後さらに多くの臨床疫学研究の実施や、それに基づいたメタアナリシスが必要になると思われます。

4. システマティック・レビュー／メタアナリシス論文の批判的吟味

それでは、上記のように書かれたシステマティック・レビュー／メタアナリシス論文を
どのように読解していけばよいのでしょうか？　EBD の初学者向けに理解してほしい主
要なポイントを以下に紹介します[5, 13, 15]。

問 1.　PICO は明確か
① PICO の各要素は示されているか

　まず、論文の「Introduction」から PICO を確認します。PICO の各要素は「Method」
において、文献検索における参入・除外基準あるいは検索用語として提示されていま
す。その論文の PICO が、ご自身の診療上の疑問に基づく PICO と一致しているかを
確認します。また、介入研究か観察研究のどちらの研究デザインの論文を収集して分
析したのかも確認しましょう。ランダム化比較試験の論文を用いたシステマティック・
レビュー／メタアナリシスが最もエビデンスレベルが高くなります。その場合は論文タ
イトルに "a systematic review and meta-analysis of randomized controlled trials" と
いったように分析対象とした先行研究の研究デザインが示されていることもあります
が、もしタイトルに書いていない場合は論文中の "Method" の記載内容から判断します。

問 2.　文献検索は系統的・網羅的に行われたか
①文献検索する際の参入・除外基準は明確か
②どの文献データベースを用いたか（Medline、EMBASE など）
③論文の参考文献を追ったか
④不明な点は論文の著者に個人的に連絡を取ったか
⑤当該領域の専門家に連絡を取って未発表の研究も探したか
⑥英語以外で書かれた論文も検索したか

問 3.　選択された論文の評価方法は適切か
①研究の質をスコア化して評価したか
②複数の研究者で評価したか

問 4.　結果はどのようなものであったか
①各論文の研究結果が示されていたか
②研究ごとのばらつきに関して検討されているか
③結果はどのような指標で示されていたか（たとえばリスク比、リスク差など）
④ P 値や 95% 信頼区間は示されていたか？（49 頁参照）

Chapter 3 EBD のための論文読解ガイド

問 5.　結果は自分の患者の診療に役立つか
　①結果を自分の患者の診療に適用できるだろうか
　②臨床上重要なアウトカムをすべて考慮したか
　③治療がもたらす利益は、それがもたらす害と費用に見合うものか

　上記のようなポイントに沿ってシステマティック・レビュー／メタアナリシス論文を読解することで効率的に批判的吟味を行うことができます。なお、より深くシステマティック・レビュー／メタアナリシス論文の批判的吟味について学びたい方は、ほかの文献 [5, 16, 17] を参考にしてください。本章で紹介した方法を用いて論文を読解し、EBD を実践していただけたら幸いです。

参考文献
1 ）JAMA の抄録例：http://jama.jamanetwork.com/public/instructionsForAuthors.aspx#ManuscriptPreparationandSubmissionRequirements
2 ）角舘直樹，横山葉子：研究論文がわかる基礎講座第 8 回．歯界展望 2013.
3 ）角舘直樹：歯科診療に基づく研究・英語論文執筆ガイド．東京：医歯薬出版，2011.
4 ）CASP UK website：http://www.casp-uk.net/#!casp-tools-checklists/c18f8(Accessed 06/22/2014)
5 ）CASP Japan website：http://casp-japan.com/ (Accessed 06/22/2014)
6 ）Gordon Guyatt, Drummond Rennie 編，古川壽亮，山崎力 監訳：臨床のための EBM 入門 決定版 JAMA ユーザーズガイド．東京：医学書院，2003.
7 ）山口拓洋，大西良浩，福原俊一：サンプルサイズの設計．京都：健康医療評価研究機構，2010.
8 ）津谷喜一郎，元雄良治，中山健夫 訳：CONSORT 2010 声明　ランダム化並行群間比較試験報告のための最新版ガイドライン．薬理と治療 2010：38（11）；939-49.
9 ）縣　俊彦：EBM のための臨床疫学．東京：中外医学社，2003.
10）福原俊一：臨床研究の道標（みちしるべ）―7 つのステップで学ぶ研究デザイン．京都：健康医療評価研究機構，2013.
11）青山英康 監修，川上憲人，甲田茂樹 編：今日の疫学．第 2 版，東京：医学書院，2005.
12）Kenneth・J・Rothman 著，矢野栄二，橋本英樹 監訳：ロスマンの疫学 科学的思考への誘い．東京：篠原出版新社，2004.
13）角舘直樹，横山葉子：研究論文がわかる基礎講座第 5・6 回．歯界展望 2013.
14）Gerritsen AE, Allen PF, Witter DJ, Bronkhorst EM, Creugers NH : Tooth loss and oral health-related quality of life: a systematic review and meta-analysis. Health Qual Life Outcomes 2010 ; 8 : 126.
15）開原成允，浅井泰博 監訳：JAMA 医学文献の読み方．東京：中山書店，2001.
16）Gordon Guyatt, Drummond Rennie 編，古川壽亮，山崎　力 監訳：臨床のための EBM 入門―決定版 JAMA ユーザーズガイド―．東京：医学書院，2003.
17）野口善令 著，福原俊一 監修：はじめてのメタアナリシス．京都：健康医療評価機構 (iHope)，2009.

Part

II

エビデンスを読み解く

Chapter *4* 　診療ガイドライン

1.　診療ガイドラインとは

　第1章で解説した通り、Evidence-Based Dentistry（EBD）におけるエビデンスの信頼度にはレベルがあり、それをエビデンスレベルと言います。エビデンスレベルは研究の結論の強さを順位付けしたものであり、研究デザインにより規定されます。Dr. Niderman らのエビデンスレベルの定義では「専門家の意見」などから始まり、「コホート研究」、「ランダム化比較試験」、「システマティック・レビュー／メタアナリシス」と順に高くなり、これらの研究から得られたエビデンスを基に作成された「診療ガイドライン」が最もエビデンスレベルが高くなります[1]。

　診療ガイドラインについては、従来 Institute of Medicine of the National Academies （米国アカデミー医学研究所：IOM）により、「特定の臨床状況のもとで、臨床医と患者が適切な医療について決断を行えるよう支援する目的で体系的に作成された文書」[2] と定義されていました。2011年3月に IOM はその定義を更新し、" Clinical practice guidelines are statements that include recommendations intended to optimize patient care. They are informed by a systematic review of evidence and an assessment of the benefits and harms of alternative care options. "としました[3]。すなわち、「**診療ガイドラインは患者のケアを最適化するための推奨を含む文書のことであり、エビデンスのシステマティック・レビューと、ほかの選択肢の利益と害の評価に基づいて作成されるものである**」というものです。つまり、新しい定義では、エビデンスの質を評価する際にシステマティック・レビューを重視することが明言されています。このようにして作成された診療ガイドラインは、日常診療において臨床医が EBD を実践するために役に立つ指針となるものです。

　IOM は、信頼のおける診療ガイドラインを作成するための基準として、①透明性、②利益相反の管理、③ガイドライン作成グループの構成、④システマティック・レビューとガイドライン作成の連係、⑤ガイドラインにおける推奨のためのエビデンスの基盤作りと推奨の強さの評価、⑥推奨の表記、⑦外部レビュー、⑧更新、に重点を置いた8基準を提案しています[4]。診療ガイドラインは、当該分野の専門家からなる委員会により、膨大な論文の収集・評価が行われたうえで作成されます。ガイドラインにおける推奨度（対象となる検査法や治療法の実施をどのくらい強く勧めるかを示す指標）の強さは、ヒトを対象とした臨床疫学研究によるエビデンスの質を考慮しながら決定されます。

2. 日本の診療ガイドラインの検索

本邦のガイドラインの検索は、公益財団法人日本医療機能評価機構が厚生労働省の委託事業により公開しているサイトである「Minds」から行うと効率的です[5]。

Minds には、疾患別にガイドラインがまとめられており、合計で179のガイドラインが掲載されています（2015年4月現在）。その179のガイドラインのうち、歯科関連のガイドラインは「18」です。その18のガイドラインを表に示します。

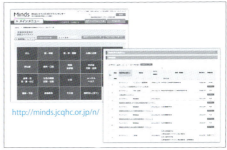

図1 Minds による診療ガイドラインの検索 (http://minds.jcqhc.or.jp/n/medical_user_main.php?main_tab=1&menu_id=9)

表 Minds「歯科・口腔」に掲載されている診療ガイドライン一覧（2015年4月現在）

1. インプラントの画像診断ガイドライン 第2版
2. う蝕治療ガイドライン
3. 顎関節症の関節痛に対する消炎鎮痛薬診療ガイドライン
4. 顎関節症患者のための初期治療診療ガイドライン
5. 顎関節症患者のための初期治療診療ガイドライン 2
6. 顎関節症患者のための初期治療診療ガイドライン 3
7. 科学的根拠に基づく口腔癌診療ガイドライン 2013年版
8. 科学的根拠に基づく抗血栓療法患者の抜歯に関するガイドライン 2010年版
9. 歯周病患者における抗菌療法の診療ガイドライン 2010
10. 歯周病患者における再生治療のガイドライン 2012
11. 糖尿病患者に対する歯周治療ガイドライン
12. 歯科診療における静脈内鎮静法ガイドライン
13. 閉塞性睡眠時無呼吸症候群に対する口腔内装置に関する診療ガイドライン
14. 摂食・嚥下障害，構音障害に対する舌接触補助床 (PAP) の診療ガイドライン
15. 嚥下障害診療ガイドライン―耳鼻咽喉科外来における対応― 2012年版
16. 補綴歯科診療ガイドライン／歯の欠損の補綴歯科診療ガイドライン 2008
17. 非歯原性歯痛診療ガイドライン
18. 有床義歯補綴診療のガイドライン

3. 診療ガイドラインの質の評価

　臨床家が EBD を実践し、ガイドラインを活用する際には、そのガイドライン自体の質を評価する能力を養うことも重要です。そこで、診療ガイドラインの評価法について以下に紹介いたします。

1）AGREE（Appraisal of Guidelines for Research & Evaluation）について

　国際プロジェクト「AGREE 共同計画」によってガイドラインの質を評価するためのチェックリスト「AGREE instrument」[6] が 2001 年に出版されました。2009 年にはその改訂版として「AGREE II instrument」[7] が出版されました。「AGREE II instrument」の目的は、①診療ガイドラインの質の評価、②ガイドライン作成のための方法論の提示、③ガイドラインで報告されるべき内容についての情報提供、の 3 つです。AGREE 共同計画ではガイドラインの質を「ガイドライン作成における潜在的なバイアスを適切に報告しているか、推奨は内的及び外的妥当性を有しているかどうか、そして実際の臨床で実施可能かどうかの確からしさ」のように定義しました。

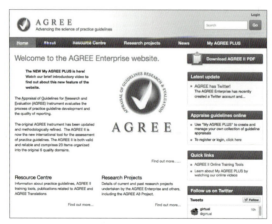

図 2　AGREE のウェブサイト（http://www.agreetrust.org）

　「AGREE II instrument」には評価項目が具体的に示されており、それらは 6 つの評価領域、23 の評価項目、および全体評価から構成されます。評価領域・項目、全体評価の概要を下記に示します[7]。

●領域 1：対象と目的（7 段階評定）
　①ガイドラインの全体的な目的が具体的に記述されている。
　②ガイドラインでカバーする健康上の問題が具体的に記述されている。

③ガイドラインをどのような対象者に応用するかについて具体的に記述されている。

●領域2：利害関係者の参加（7段階評定）
④ガイドライン作成グループには、関係するすべての専門家グループから選ばれた人が加わっている。
⑤適用の対象者（患者や集団）の考えや好みが十分に考慮されている。
⑥ガイドラインの利用者がはっきりと定義されている。

●領域3：作成の厳密さ（7段階評定）
⑦エビデンスを検索するために系統的な方法が用いられた。
⑧エビデンスの選択基準がはっきりと記述されている。
⑨エビデンス全体（総体エビデンス）の強さや限界が明確に記載されている。
⑩推奨を決める方法が明確に記載されている。
⑪推奨を決めるにあたって、健康上の利益、副作用、リスクが考慮されている。
⑫推奨とそれを支持するエビデンスとの関連性が明白である。
⑬ガイドラインの出版前に外部の専門家による審査がなされた。
⑭ガイドラインの改訂手続きについて記載されている。

●領域4：提示の明確さ（7段階評定）
⑮推奨は具体的であり、意味が明白である。
⑯患者の状態や健康問題の管理に対するさまざまな選択肢が明確に記載されている。
⑰どれがキーポイントになる推奨かが容易にわかる。

●領域5：適用可能性（7段階評定）
⑱ガイドラインの適用に対する促進因子あるいは阻害因子について述べられている。
⑲推奨を臨床に応用するためのアドバイスやツールに関して記載されている。
⑳推奨の適用に伴って発生する資金の提供について考慮されている。
㉑ガイドラインにモニタリングや監査のための基準が示されている。

●領域6：編集の独立性（7段階評定）
㉒資金提供元の意見はガイドラインの内容に影響していない。
㉓ガイドライン作成グループメンバーの利益相反について記録され、記載されている。

●全体評価
　1. ガイドラインの全体の質を評価する（7段階評定）
　2. このガイドラインを使うことを推奨するかどうか（3段階評定）

エビデンスを読み解く

　以上のように、ユーザーが診療ガイドラインの質を評価するためのチェックリストも存在します。それらの項目は診療ガイドラインを作成する際にも有益であり、国際的に標準化された方法で開発されたガイドラインは、質の高い診療の普及や、歯科医師―患者間のコミュニケーションを促進するうえで大きな役割を果たすものと考えられます。これから多くの診療ガイドラインの開発および評価に、AGREE II instrument が活用されることが望まれます。

4. エビデンスの質と推奨の強さ

　本書の冒頭でも述べましたが、診療ガイドラインはエビデンスのシステマティック・レビューに基づいて作成されるものであると米国アカデミー医学研究所（IOM）により定義されています。そして診療ガイドラインは、エビデンスのピラミッドの最上位に位置し、Evidence-Based Dentistry（EBD）の実践において最も参考となるべきものです。この診療ガイドラインを作成する際に鍵となるのは、「エビデンスの質」と「推奨の強さ」であり、この２つを国際的に標準化された方法で行うことが、診療ガイドラインの質を高めるうえで重要です。

１）GRADE システム

　GRADE とは、「Grades of Recommendation, Assessment, Development and Evaluation」の略であり、カナダのマクマスター大学 Gordon Guyatt 教授を中心とする GRADE working group によって 2004 年に BMJ（British Medical Journal）に報告されました[8]。この GRADE システムは、エビデンスの質を評価し、ガイドラインに提示する推奨度を決定するための方法であり、コクラン共同計画（6 頁参照）をはじめとする多くの学術団体によって採用されています。

　　GRADE システムにおける診療ガイドライン作成の流れは、
　　①作成プロセスの確立
　　②回答すべきヘルスケア・クエスチョンの設定
　　③アウトカムの相対的な重要性の評価
　　④関連するエビデンス（システマティック・レビュー）の検索
　　（必要ならデータを抽出・統合）
　　⑤各アウトカムに関するエビデンスの質の決定
　　⑥重大なアウトカムに関するエビデンスの質の評価
　　⑦望ましい効果と望ましくない効果のバランスの判定
　　⑧患者の価値観や好みを考慮
　　⑨利益とコスト・資源利用のバランスの検討
　　⑩推奨および推奨度の作成

⑪作成した推奨の、実施、評価、継続更新
となっています[9]。

ほかのガイドライン作成システムと比較すると、GRADE システムの主な利点としては、
　　ⅰ）患者にとって重要なアウトカムが何かを検討することが手順に入っていること
　　ⅱ）エビデンスの質と推奨度を明確に分離していること
　　ⅲ）推奨を作成する際に患者の価値観や好みを考慮することを明確にしていること
などが挙げられます。
　特に ⅱ）については、GRADE システムでは、「エビデンスの質の評価」と「推奨の強さ」
を分けて判断しているため、本システムにおいてエビデンスの質が高いと判断されたか
らといって必ずしも推奨度が強いとは限りません。
　以下に、エビデンスの質の評価と推奨の強さについて解説します。

2）エビデンスの質の評価
　下記に GRADE システムによるエビデンスの質の評価のポイントを示します。
① 4 段階のグレードによる評価[8]
　GRADE システムにおけるエビデンス評価は、以下の 4 段階のグレードで定義され
ています。
　　ⅰ）高い（High）：今後の研究により、推定された効果の確からしさが変わる可能
性は低い。
　　ⅱ）中等度（Moderate）：今後の研究によって推定された効果の確からしさに重要
な影響がおよぶ可能性が高く、結果が変わる可能性がある。
　　ⅲ）低い（Low）：今後の研究によって推定された効果の確からしさに重要な影響
がおよぶ可能性が非常に高く、結果が変わる可能性が高い。
　　ⅳ）非常に低い（Very low）：どの推定された効果も不確実である。

②エビデンスのグレードを決める基準[8, 9]
　GRADE システムでは、文献を読みこみ、そのエビデンスの質を上記で紹介した 4
つのグレードに当てはめることになります。基本的な方法としては、まずは研究デザ
インの点からランダム化比較試験を「高い（High）」、観察研究を「低い（Low）」、ほ
かの研究デザインを「非常に低い（Very low）」とします。そのうえで、次頁の基準に
基づいてグレードを上下します。

ⅰ）グレードを下げるとき

・研究の質に深刻な限界がある（–1 段階）。
・研究の質に非常に深刻な限界がある（–2 段階）。
・重大な非一貫性がある（–1 段階）。
・直接的な関連性があまり確からしくない（–1 段階）。
・直接的な関連性がかなり確からしくない（–2 段階）。
・データが不正確もしくは疎である（–1 段階）。
・報告バイアスの可能性が高い（–1 段階）。

ⅱ）グレードを上げるとき

・関連性を示す強いエビデンスがある：もっともらしい交絡のない 2 つ以上の観察研究による一貫性のあるエビデンスで、相対リスクが 2 より大きい、あるいは 0.5 より小さく、統計学的に有意である（+1 段階）。
・関連性を示す非常に強いエビデンスがある：妥当性を脅かす要因がない直接的なエビデンスに基づいた相対リスクが 5 より大きい、あるいは 0.2 より小さく、統計学的に有意である（+2 段階）。
・用量反応勾配（dose response gradient）がある（+1 段階）。
・交絡因子のために効果が過小評価されている場合（+1 段階）。

3）推奨の強さ[9]

ガイドラインにおける推奨では、介入による望ましい効果が望ましくない効果を上回るか下回るかについて、どの程度確信できるかを示します。本システムでは、以下の 2 段階しかないため、シンプルでわかりやすいです。
　①**強い推奨**：介入による望ましい効果（利益）が望ましくない効果（害・負担・コスト）を上回る、または下回る確信が強い。
　②**弱い推奨**：介入による望ましい効果（利益）が望ましくない効果（害・負担・コスト）を上回る、または下回る確信が弱い。

〈推奨の強さに影響する要因[10]〉
　　ⅰ）望ましい効果と望ましくない効果のバランス
　　ⅱ）エビデンスの質
　　ⅲ）患者の価値観や選好
　　ⅳ）コスト（資源の配分）
以上の 4 つの要因を考慮したうえで推奨度を決定します。

4）エビデンスの質と推奨の強さの組み合わせ

上記の基準に基づいて、GRADE システムを用いた診療ガイドラインでは、エビデンス

Chapter 4　診療ガイドライン

の質をグレード A「高い（High）」、B「中等度（Moderate）」、C「低い（Low）」、D「非常に低い（Very low）」と評価します。一方、推奨の強さをグレード 1「強い」、グレード 2「弱い」と分類します。そして、最終的にはそれらを組み合わせて、1A（推奨度／強い・エビデンスのグレード／高い）から 2D（推奨度／弱い・エビデンスのグレード／非常に低い）までの 8 種類（1A、1B、1C、1D、2A、2B、2C、2D）のいずれかが、各推奨文に記載されます。

　日本では、日本顎関節学会が作成したガイドライン[11] において GRADE システムがいち早く採用されています。今後ますますこのような国際的に標準化された方法でのガイドライン作成が期待されます。

参考文献

1) Niederman R, Clarkson J, Richards D : The Affordable Care Act and evidence-based care. J Am Dent Assoc 142 : 364-347 ; 2011.

2) Field MJ, Lohr KN (eds) : Clinical practice guidelines: directions for a new program: Institute of medicine. National Academy Press, 1990.

3) Graham R, Mancher M, Wolman DM, Greenfield S, Steinberg E, editor (s) : Clinical practice guidelines : we can trust: Institute of Medicine. National Academies Press, 2011.

4) 相原守夫：IOM の 2 つの新基準：『信頼できる診療ガイドライン』と『医療における解決策の模索：システマティック・レビューのための基準』. Clin Eval 41 : 253-258 ; 2013.

5) 公益財団法人 日本医療機能評価機構：Minds（マインズ）ガイドラインセンター，http://minds.jcqhc.or.jp/n/medical_user_main.php?main_tab=1&menu_id=9(Accessed 05/24/2014)

6) AGREE 共同計画：Appraisal of Guidelines for Research & Evaluation (Agree) instrument （日本語版）, http://www.mnc.toho-u.ac.jp/mmc/guideline/AGREE-final.pdf

7) Agree II pdf version : AGREE Enterprise website, http://www.agreetrust.org/wp-content/uploads/2013/06/AGREE_II_Users_Manual_and_23-item_Instrument_ENGLISH.pdf

8) Atkins D, Best D, Briss PA, Eccles M, Falck-Ytter Y, Flottorp S, Guyatt GH, Harbour RT, Haugh MC, Henry D, Hill S, Jaeschke R, Leng G, Liberati A, Magrini N, Mason J, Middleton P, Mrukowicz J, O'Connell D, Oxman AD, Phillips B, Schünemann HJ, Edejer T, Varonen H, Vist GE, Williams JW Jr, Zaza S; GRADE Working Group : Grading quality of evidence and strength of recommendations. BMJ 2004:1490.

9) 相原守夫 , 三原華子 , 村山隆之 , 相原智之 , 福田眞作 , GRADE ワーキンググループ：診療ガイドラインのための GRADE システム―治療介入―. 青森：凸版メディア, 2010.

10) Guyatt GH, Oxman AD, Kunz R, Falck-Ytter Y, Vist GE, Liberati A, Schünemann HJ; GRADE Working Group : Going from evidence to recommendations. BMJ 2008 May 10 : 336 (7652) ; 1049-51.

11) 日本顎関節学会編：顎関節症患者のための初期治療診療ガイドライン（Minds website より）: http://minds.jcqhc.or.jp/n/medical_user_main.php?main_tab=1&menu_id=9#SEARCH_COND_START_POS

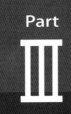

エビデンスをつくり、発信する

Part III

Chapter 1 診療現場からエビデンスを発信する
― Practice-Based Research Network（PBRN）―

Chapter 2 エビデンス ― 診療ギャップ

Chapter 3 おわりに
国際的視点をもつハイブリッド型
リーダー歯科医師の育成に向けて

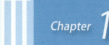

診療現場から エビデンスを発信する
― Practice-Based Research Network（PBRN）―

本章では、欧米を中心に広がりを見せている、診療現場からエビデンスを発信するためのネットワークである「Dental Practice-Based Research Network（Dental PBRN：歯科診療に基づく研究ネットワーク）」の活動について解説し、さらにわが国での展開について紹介します。

1. EBDと臨床疫学研究

EBDと臨床疫学研究の関係性は図1のように示されます。EBDの実践にあたって適切な先行研究が見られなかった場合、臨床疫学研究を実施することによりエビデンスを導き、それを発信していくことが求められます。ここで得られた新たなエビデンスを基にEBDのステップを進めることが可能であり、さらには新たな診療上の疑問の解決につなげることができます。この繰り返しにより歯科医療の一段の発展が期待されます。したがってEBDが普及するためには、多くの臨床家の疑問に答えるための臨床疫学研究が行われる必要があるのです。

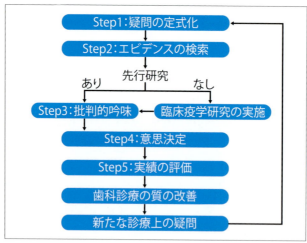

図1　EBDと臨床疫学研究のサイクル[1]

2. 臨床を科学する Practice-Based Reserch（診療に基づく研究）

　Practice-Based Research（PBR：診療に基づく研究）は診療上の疑問に答え、研究によって得られたエビデンスを診療現場へ橋渡しすることを目的とする臨床疫学研究のモデルです[2]。PBR の研究実施場所は、開業医・診療所を主体としています（図2）。すなわち、PBR は、動物実験などの実験室での研究を経て、大学病院での臨床試験にて効果が確認された治療法などが、実際の診療現場において有効性があるかどうかを検証するものです。PBR は臨床家が日常診療で直面する疑問に基づいて研究テーマを立案し、臨床疫学者と協力して実施されます。日常の診療現場で研究が行われるため、その結果はすぐに臨床家にフィードバックされ、日々の臨床に生かされます。PBR により EBD が促進され、エビデンス―診療ギャップ（74頁参照）の改善およびエビデンスの確立された治療・ケアの普及が可能となり、その結果、治療の標準化が進み、医療の質の向上につながります。

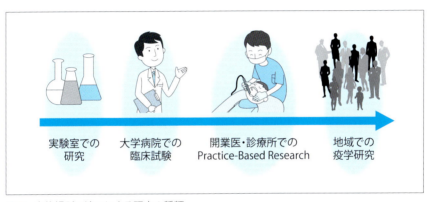

図2　実施場所の違いによる研究の種類

3. 全米に広がる Practice-Based Research Network（PBRN）

　Practice-Based Research Network（PBRN）は、PBR を効率的に進めていくためのネットワークのことであり、米国を中心として発展しています。PBRN の目的は臨床家と研究者をリンクさせ、日常診療に直接インパクトを与える研究を実施し、医療の質を改善することです。米国では、政府の機関である AHRQ（Agency for Healthcare Research and Quality：米国医療研究品質局）が主体となって 1999 年頃より、プライマリケア医を中心とする PBRN を全米に構築しています[3]。PBRN により、プライマリケア診療を改善させるための臨床家の経験と洞察に基づくリサーチクエスチョンを引き出すことが可能となりました。これらの切実なリサーチクエスチョンと厳格な臨床疫学研究とがあいまって、日常診療にすぐに取り込める知見を生み出しています。PBRN はプライマリケアに従

事する医療者の公衆衛生上の役割を支援するうえで重要であり、ヘルスケアシステムの発展にとって不可欠な要素であると言われています[4]。

AHRQに認証されているPBRNは2014年7月時点で155存在します。ネットワークを領域ごとにカテゴリー化すると、35％が家庭医（family medicine）、13％が小児科、5％が内科、3％が看護、44％が混合型です。また、PBRNに参加しているプライマリケア診療所の数は11,500あります。1ネットワークあたりの診療所数は、平均値99であり、合計で44,800人の医療従事者がいずれかのPBRNに参加し、患者数は全米

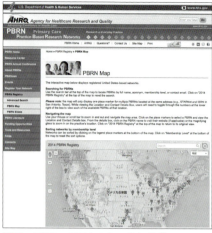

図3　AHRQ　PBRNのウェブサイト[7]

50州にわたり計4,800万人にのぼります。研究の対象とされている主な疾患は、①糖尿病、②肥満、③呼吸器疾患／喘息、④循環器疾患などです[5]。本邦からは2011年よりDental PBRN Japan[6]がAHRQにInternational Networkとして正式に認証されています。AHRQのウェブサイト[7]（図3）には、PBRNによって行われた研究が掲載されており、1971年から現在までの2,200編を超える論文の情報が収録されています。

4. 米国最大規模のPBRN：National Dental PBRN

歯科領域におけるPBRNはDental Practice-Based Research Network（Dental PBRN）と呼ばれ、米国ではAHRQとは別にNIH（米国国立衛生研究所）が2005年に75億円の研究資金を投入し、7年間かけて3つのDental PBRNの構築をすすめました。2012年にはその中の1つのネットワーク（アラバマ大学DPBRN：登録歯科医師数1,100人）に絞って約70億円（2019年まで）の研究資金を投入し、全米にわたる5,000人の歯科医師の参加を目指して、National Dental PBRNの構築が始まりました。PBRNの規模としては、予算規模、参加する臨床家の数ともに世界最大です。

現在、National Dental PBRNにより、歯科開業医の診療上の疑問を解決するための大規模な多施設共同研究が行われています。National Dental PBRNは、2005年の発足時（前身のアラバマ大学DPBRN）から通算で90編以上の学術論文を発信しています。

一方、わが国では2010年よりDental PBRN Japan（JDPBRN）が構築されており（次頁参照）、米国National Dental PBRNとの国際共同研究により、う蝕診療に関する診療パターンの国際比較研究などが行われています[8,9]（75頁参照）。

5. わが国の PBRN：Dental PBRN Japan（JDPBRN）

　日本においても Dental Practice-Based Research が重要であることは疑う余地がなく、臨床疫学研究の大きな潮流になる可能性があると考え、筆者らは 2010 年に日本ではじめて、Dental PBRN Japan（JDPBRN）を設立しました。これは、日本の歯科開業医を中心とした多施設共同研究を行い、質の高いエビデンスを構築するために設立したものです。JDPBRN では、診療で見つけた疑問に基づいて研究を実施し、診療現場にフィードバックするための研究を実施しているため、臨床家が自ら診療で見つけた疑問を臨床疫学研究の方法論を用いて解決することが可能です。JDPBRN による研究の結果により、①診療での疑問の解決、②エビデンスの発信、③医療の質の向上、④診療ガイドラインに貢献することが可能となります[6]。

　また、日本国内での研究のみならず、米国最大規模の National Dental PBRN とも国際共同研究を進めています。したがって、JDPBRN の会員はご自身の診療所にいながら、国際的な研究に参加し、エビデンスを構築することに貢献できます[6]（図 4）。

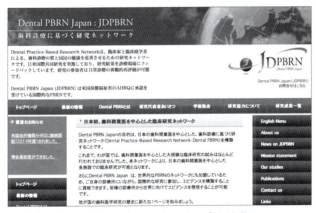

図 4　Dental PBRN Japan（JDPBRN）のウェブサイト[6]

JDPBRN における研究サイクル[10]
1. まず歯科医療従事者が日々の臨床で生じた疑問に基づく研究テーマを提案します。
2. その疑問を解決するために研究計画書（プロトコール）をつくり、大学等での倫理委員会の承認申請を行います。倫理委員会での承認後、データ収集を行います。
3. 患者およびカルテなどからデータを収集し、その後データ解析を行います。
4. データ解析終了後、得られた知見は学会発表および論文執筆を経てエビデンスとして発信されます。
5. 研究結果は日常診療を改善させるべく、診療現場の先生方にフィードバックされます。

データ収集に協力した先生方はそのデータと自院での結果を比較検討して、診療に活用していきます。そしてさらなる研究テーマを創り出していくというサイクルになっています。

このようなサイクルによって「**臨床家と臨床疫学者による、歯科診療の質と国民の健康を改善させるための研究**」の遂行が可能となります。先生方の頭にふっと浮かんだ疑問は歯科診療に基づく研究（Dental Practice-Based Research）によって科学的に検証することが可能です。そして、その疑問は世界の歯科診療を動かすことにつながるかもしれません。

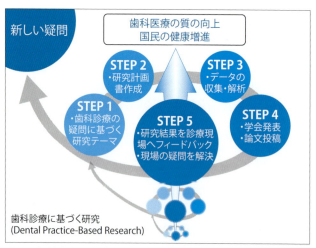

図5　歯科診療に基づく研究（Dental Practice-Based Research）のスパイラル

6. 日本の歯科医療者に必要とされる研究とは？

JDPBRNの第1回学術大会（東京、学士会館）において、来場者全員参加型ワークショップを開催し、その中で「今、わが国で必要とされる歯科臨床研究とは」と題してグループディスカッションを行いました。これは、日本の歯科医療者が必要とする研究テーマを明確にすることを目的として実施され、JDPBRNが今後研究すべき領域を絞り込むうえで大変有意義な議論となりました。具体的には、「歯科臨床現場で解決すべき問題、明らかにしたい疑問は何か」という質問に対してファシリテーターの進行のもとでグループワークを実施しました。KJ法[11]に基づくブレインストーミングの手法を用い、自由で幅広い意見を出し合いディスカッションを行いました。特に、日本の歯科医院で実施可能であり、かつ臨床現場や社会にインパクトを与えるという点も考慮して診療上の疑問を挙げていきました。

その後、会員の皆様から挙げられた個々の診療上の疑問をもとに、より大きな枠組み

Chapter 1　診療現場からエビデンスを発信する― Practice-Based Research Network（PBRN）―

である研究領域を抽出するために、JDPBRN 研究委員会により分析が行われました。テーマ分析の手法に準じて全グループの意見をランダムに列挙して、歯科医師ならびに臨床疫学者が概念化を実施しました。

その結果、下記の 6 概念が研究領域として抽出されました[12]。

> 研究領域 1：歯科治療・評価方法の標準化に関する研究
> 研究領域 2：定期歯科受診に関する研究
> 研究領域 3：予防歯科の普及に関する研究
> 研究領域 4：歯科治療の予後に関する研究
> 研究領域 5：歯科疾患のリスクファクターに関する研究
> 研究領域 6：歯科保険制度に関する研究

NIDCR（米国国立歯科・頭蓋顔面研究所）によると[13]、歯科領域の PBRN で口腔の健康にインパクトを与える研究のテーマの例として
①う蝕、歯周病、口腔癌の診断に関する種々の方法の有効性の検討
②う蝕や歯周病の進行に関する予防法の有効性の検討
③半萌出の第 3 大臼歯や根破折歯などが未処置である口腔内の状況の自然史
④歯周病とう蝕の治療と管理に関する介入方法の有効性の検討
⑤歯科の診療の提供に関するばらつきの検討
⑥治療の推奨に対する患者のコンプライアンス
⑦急性・慢性の口腔顔面痛の種々の管理方法の有効性の検討
⑧歯内療法、歯科インプラントおよびほかの補綴・保存治療など種々の治療の撮画手段のアウトカム評価
の 8 つが挙げられています。今回 JDPBRN が抽出した 6 つの研究領域の中で、研究領域 1～3 は NIDCR の例と共通しており、日米で共通の研究領域であると考えられました。

本ワークショップにより、JDPBRN 会員である歯科医療者にとって切実な研究領域が抽出されました。本グループワークでは、ファシリテーターの進行のもと、活発な議論によるグループダイナミクスが促され、質問紙調査のみでは得られない歯科医療者に切実な疑問が挙げられました。その結果、わが国で歯科診療に基づく研究（Dental Practice-Based Research）を実施するにあたり、歯科医療者が必要とする研究領域を抽出することができました。

今後の取り組み

第 1 回学術大会終了後、JDPBRN 会員からリサーチクエスチョンを集め、運営委員会で選考した結果、「患者が必要とする Practice-Based Research とは」が本会の国内研究テーマとして採択され、研究が開始されます。歯科医療者が求め、患者が求め、さらに社会が求めるリサーチクエスチョンを解決する「Dental Practice-Based Research」を

71

実践していくことがわが国の歯科医療をさらに向上させていくことにつながると確信しています。

なお、Dental PBRN Japan では、現在米国 National Dental PBRN と国際共同研究「う蝕の診断と治療の評価」、「顎関節症の初期治療に関する研究」なども実施しています。本研究にご興味のある方は、JDBPRN のウェブサイト（http://www.dentalpbrm.jp/）をご参照ください。

7. PBRN が提供する新しい生涯学習

PBRN によって行われる研究により、診断・治療法の科学的検証、エビデンス―診療ギャップの改善、および臨床家への生涯学習の機会提供が可能となります。それにより、1）結果が日常診療の質の向上に直結、2）自身の診療所からエビデンスの構築へ貢献、3）現場から制度や政策を動かすことにつながります。また、研究結果を診療現場へフィードバックすることにより、リサーチマインドを有する医療者のコミュニティが形成され、問題意識の高い仲間や診療の疑問を共有する仲間ができ、遠隔地にいる仲間との有機的なコミュニケーションがとれます（図 6）。そのフィードバックは、自身の診療の客観的再評価、最新の医療情報の更新、ならびに診療行動の変容を可能とする新しい生涯学習のモデルであると考えます。

　　Practice-Based Research は、臨床家と臨床疫学者のコラボレーションにより、あら

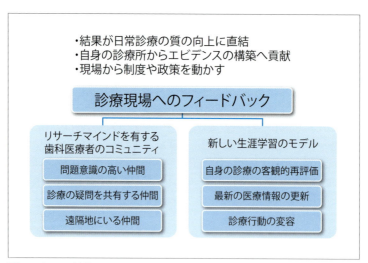

図 6　PBRN の特長

ゆる診療現場で実践可能です。日々現場にいる医療者にしか思い浮かばない重要なリサーチクエスチョンを現場の医療者の手によって直接解決し、現場からエビデンスを発信することで日本および世界の医療の質を高めることができるでしょう。

参考文献

1）角舘直樹：米国における Evidence-Based Dentistry 教育の展開．日本歯科医療管理学会雑誌 48：174-179；2013.

2）DeNucci DJ, Dental practice-based research networks, Giannobile W(editor) : Clinical Research in Oral Health. Hoboken, NJ : Wiley-Blackwell. 265-293. 2009.

3）AHRQ Practice-Based Research Networks (PBRNs) : http://pbrn.ahrq.gov/portal/server. pt/community/practice_based_research_networks_%28pbrn%29_home_page/851

4）Peterson KA, Lipman PD, Lange CJ, Cohen RA, Durako S : Supporting better science in primary care: a description of practice-based research networks (PBRNs) in 2011. J Am Board Fam Med 25 : 565-571 ; 2012.

5）AHRQ PBRN Slides : http://pbrn.ahrq.gov/pbrn-registry/pbrn-slides

6）Dental PBRN Japan（JDPBRN）ウェブサイト：http://www.dentalpbrn.jp/

7）AHRQ ウェブサイト：http://pbrn.ahrq.gov/pbrn-registry/pbrn-map (Accessed 05/24/2014)

8）Kakudate N, Sumida F, Matsumoto Y, Manabe K, Yokoyama Y, Gilbert GH, Gordan VV : Restorative Treatment Thresholds for Proximal Caries in Dental PBRN. J Dent Res 91 : 1202-1208 ; 2012.

9）Yokoyama Y, Kakudate N, Sumida F, Matsumoto Y, Gilbert GH, Gordan VV : Dentists' dietary perception and practice patterns in a dental practice-based research network. PLoS One 8 : e59615 ; 2013.

10）角舘直樹：歯科診療に基づく研究・英語論文執筆ガイド．東京：医歯薬出版，2011.

11）川喜田二郎，牧島信一：問題解決学 KJ 法ワークブック．東京：講談社，1970.

12）角舘直樹：歯科診療に基づく研究—Dental Practice-Based Research—．歯界展望 120（4）：746-747；2012.

13）NIDCR website：http://www.nidcr.nih.gov/GrantsAndFunding/See_Funding_ Opportunities_Sorted_By/ConceptClearance/CurrentCC/PracticeBasedResearch.htm (Accessed 05/24/2014)

Chapter 2 エビデンス−診療ギャップ

本章では、EBD の重要性について、「エビデンス−診療ギャップ」の観点から解説し、エビデンス−診療ギャップに関連する日米 Dental PBRN の国際共同研究の一例を紹介します。

1. エビデンス−診療ギャップとは何か？

「新しい治療法は従来の治療法よりも効果がある」という質の高いエビデンスが臨床疫学研究によって得られても、臨床現場でそれが適切に実施され、円滑に普及するとは限りません。米国では、一般的にエビデンスに照らして適切な医療が現場で提供されているのは約 5 割前後と言われています[1,2]。そのため、研究の成果である「エビデンス」と実際の「診療」との間には、図 1 に示すような Gap（乖離）があり、これをエビデンス−診療ギャップ（Evidence-practice gap）と言います。

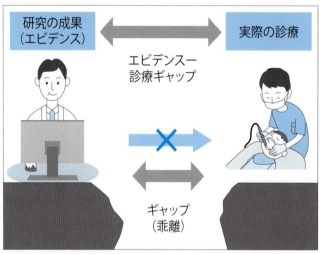

図1　エビデンス−診療ギャップ

このエビデンスと診療とのギャップを埋めるためには、前章で解説した診療ガイドラインの普及が必要です。診療ガイドラインを臨床家が適切に利用し、EBDを実践することで、エビデンス－診療ギャップが改善され、より効果の高い治療法を患者に提供することができます。図2に示すように、診療ガイドラインは、エビデンスを診療現場へと届けるための橋となります。この橋により、医療者がエビデンスを受け取り、患者の手元に届けることが可能となります。

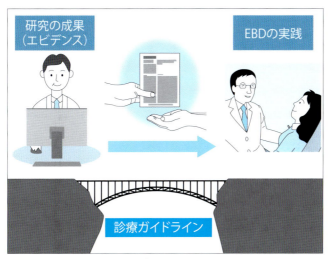

図2　エビデンス－診療ギャップと診療ガイドラインの関係

2. エビデンス－診療ギャップの例：隣接面う蝕の診療パターン

具体的なエビデンス－診療ギャップの例を、JDPBRNの国際共同研究の結果に基づいて紹介します。
はじめに、以下の質問について考えてみてください[3]。

質問1. 図3にう蝕の進行度を示すエックス線を示します。う蝕の深さがどの段階になると、予防的な処置から永久的な修復処置（コンポジットレジンなど）に移行するのがよいと思いますか？　下記の2つのシナリオに基づいてそれぞれの場合で5つのエックス線写真を見て、あてはまるものに1つ○をつけてください。

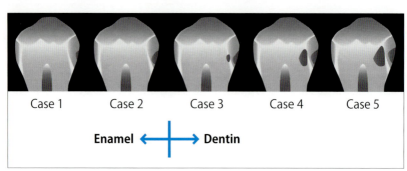

図3　エックス線写真：Case 1とCase 2は、エナメル質内にう蝕が限局し、Case 3-5ではう蝕が象牙質に到達しています。
（Espelidら[4]をもとに著者ら作成）

> **シナリオ1：Low Caries Risk[3]**
> 患者は30歳の女性で、全身的な既往に特記事項はありません。患者は本日定期歯科健診で受診し、特に主訴はありません。これまでの6年間、あなたの診療所に2年に1度定期健診の受診を続けています。処置歯やう蝕、および欠損歯は一本もありません。
>
> **シナリオ2：High Caries Risk[3]**
> 患者は30歳の女性で、全身的な既往に特記事項はありません。患者は本日定期歯科健診で受診し、特に主訴はありません。これまでの6年間あなたの診療所に2年に1度定期健診の受診を続けています。12本の処置歯、多量の歯垢および歯石の付着、多数のV級の白斑があります。欠損歯はありません。

　さて、読者の皆様は、上記の2つのシナリオにおいて、Case 1からCase 5のどのタイミングで永久的な修復処置（コンポジットレジンなど）に移行しますか？

3. 日本における結果

　筆者らは、JDPBRNの国際共同研究の一環として、2011年より日本において横断研究を行いました。対象は日本の189名の歯科医師であり、質問紙調査を実施しました。対象者の属性としては、男性82.4％、女性17.6％、勤務医が41.0％、政令指定都市で診療をしている歯科医師が40.4％で、歯学部卒業からの平均年数は18.5（±9.9）年でした。

Chapter 2　エビデンスー診療ギャップ

1）Case 1- 5 の選択の結果について

　High Caries Risk シナリオにおいて、Case2 を選択した歯科医師が 55%、Case 3 を選択した歯科医師が 23% でした。Low Caries Risk シナリオにおいては、Case 2、Case 3 のどちらも 43% でした。よってカリエスリスクの高低にかかわらず大多数の歯科医師がこの Case 2 もしくは Case 3 の選択に悩むということが推察されます。Case 2 と Case 3 は、エナメル質う蝕を処置するかしないかの境目であり、重要なポイントであると思われます（表 1 の上段）。

2）エナメル質もしくは象牙質う蝕での介入について

　また、Case 1-5 の結果をもとに、う蝕がエナメル質に限局している時点（Case 1 or Case 2）で修復処置へ移行する歯科医師と象牙質に到達した時点（Case 3-Case 5）で修復処置へ移行する歯科医師の割合を比較しました（表 1 の下段）。High Caries Risk シナリオの場合は、<u>エナメル質う蝕の段階で修復処置を選択した歯科医師（74%）が、象牙質う蝕の段階に到達してから修復処置を選択した歯科医師（26%）よりも多い</u>という結果でした。

　一方、Low Caries Risk のシナリオの場合は、<u>エナメル質う蝕の段階で修復処置を選択した歯科医師（47%）が、象牙質う蝕の段階に到達してから修復処置を選択した歯科医師（54%）よりも少ない</u>という結果が得られました。

表 1　修復処置に移行するタイミング[3]

		High Caries Risk ,n (%)	Low Caries Risk ,n (%)
Case	Case 1	35 (18.7%)	7 (3.7%)
	Case 2	103 (55.1%)	80 (42.8%)
	Case 3	43 (23.0%)	80 (42.8%)
	Case 4	5 (2.7%)	17 (9.1%)
	Case 5	1 (0.5%)	3 (1.6%)
Enamel or Dentin	Enamel*	138 (73.8%)	87 (46.5%)
	Dentin**	49 (26.2%)	100 (53.5%)

*Enamel（う蝕がエナメル質内に限局している状態）：Case 1+Case 2
**Dentin（う蝕が象牙質内に到達している状態）：Case 3+Case4+Case 5

4. 米国との比較

米国の結果 [5] では、High Caries Risk シナリオにおいて Case 2 を選択した歯科医師が 332 人（66%）、Case 3 を選択した歯科医師が 120 人（24%）で合計 90% でした。Low Caries Risk シナリオにおいては Case 2 を選択した歯科医師が 194 人（39%）、Case 3 を選択した歯科医師が 273 人（55%）で合計 94% でした。また、Case 1-5 の結果をもとに、エナメル質う蝕の段階（Case 1 or Case 2）で修復処置へ移行する歯科医師と象牙質に到達した段階（Case 3-Case 5）で修復処置へ移行する歯科医師の割合を比較すると、High Caries Risk シナリオの場合は、75% の歯科医師がエナメル質う蝕の段階で修復処置を選択しており、一方 Low Caries Risk のシナリオの場合はエナメル質う蝕の段階で修復処置を選択した歯科医師が 41% という結果でした。米国においてもカリエスリスクの高低にかかわらず大多数の歯科医師が Case2 もしくは Case 3 の選択に悩むことが推察され、エナメル質う蝕の診療パターンにばらつきがあることが示されました。

5. 適切なう蝕の治療介入時期

現在、国際的にはう蝕がエナメル質に限局する段階で修復治療を行うことは妥当ではないと考えられています [6]。先行研究によると、エナメル質に限局した隣接面う蝕の修復治療をする歯科医師の割合は、スウェーデンで 1 %、ノルウェーで 4 % という結果が報告されており、北欧では、エナメル質への治療介入はほとんど行われないということが報告されています [3]。

日本歯科保存学会の「う蝕治療ガイドライン」[7] においても、以下の所見が認められる場合は修復処置の対象となると記載されています。

---

1. 歯面を清掃乾燥した状態で肉眼あるいは拡大鏡でう窩を認める。
2. 食片圧入や冷水痛などの自覚症状がある。
3. 審美障害の訴えがある。
4. <u>エックス線写真で象牙質の 1/3 を超える病変を認める。</u>
5. う蝕リスクが高い（う蝕のハイリスク要因としては、全身的既往歴、歯科的既往、口腔衛生状態、食事、フッ化物の使用状況、唾液、社会生活が挙げられている）。

　※特に上記の所見が複数認められる場合にはただちに修復処置を行うことが望ましいとされています。

同ガイドライン委員会では、う蝕の深さでは歯髄保護と修復処置のやりやすさ、患者への負担や治療後の満足感などを配慮して、エックス線写真で象牙質の外側 1/3 を超える場合はただちに修復処置を行うことを推奨しています [5]。以上より、エナメル質う蝕の

段階での修復処置は、介入時期としては早いと現時点では考えられています。

6. エビデンス－診療ギャップに影響する要因

　上記の結果から、日米においてエナメル質に限局したう蝕への早期介入という、エビデンス－診療ギャップが存在していることが明らかとなりました。一体、う蝕がエナメル質う蝕の段階（Case 1 と 2）で修復処置に移行する、もしくは象牙質に達した段階（Case 3-5 の症例）で修復処置をする、という診療行為の選択にはどのような要因が影響しているのでしょうか？　それを明らかにするために多変量解析を行いました。

　表2 は、米国 National Dental PBRN の先行研究を参考に JDPBRN において検討された、う蝕の修復処置を行うタイミングに影響すると考えられる要因の候補一覧です。

表2　う蝕の修復処置を行うタイミングに影響すると考えられる要因の候補一覧 [3]

歯科医師の個人特性	歯科医院の特性	患者の特性	歯科診療の特性
① 歯学部卒業からの年数	①診療の忙しさ	①公的保険使用者の割合	①一日の診療時間のうち、修復処置をしている時間の割合
②人種 / 民族	②修復処置の待ち時間	②自費診療患者の割合	②一日の診療時間のうち、審美治療をしている時間の割合
③性別	③地域特性（政令指定都市かどうか）	③年齢	③一日の診療時間のうち、抜歯をしている時間の割合
	④診療体制（個人開業医 or 勤務医）	④人種／民族	④治療計画の際に日常的にカリエスリスク評価を行っているかどうか
			⑤咬合面の初期う蝕の診断に探針を使用する割合
			⑥食事指導を受ける患者の割合

　上記の変数を用いて、多重ロジスティック回帰分析を行った結果、エナメル質う蝕の段階で修復処置（Case 1 or Case 2）を行うか否かの選択に統計学的に有意に関連する要因は、以下のように示されました。

1) Low Caries Risk では

　エナメル質う蝕の段階で修復処置を選択することに統計学的な関連性が認められた項目は「診療体制」、「地域特性」、「初期う蝕診断時の探針使用」でした。個人開業の歯科医師、政令指定都市以外で診療をする歯科医師、診断時に探針を使用しない歯科

79

医師は、エナメル質にう蝕に対して修復処置を選択しない傾向にあることが示唆されました。

2）High Caries Risk では

　エナメル質う蝕の段階で、修復処置を選択することに統計学的な関連性が認められた項目は「歯科医師の性別」、「診療体制」、「地域特性」、「カリエスリスク評価の実施」、「食事指導の実施」でした。「診療体制」、「地域特性」については Low Caries Risk の場合の結果と同様でしたが、女性の歯科医師、カリエスリスク評価を日常診療としてルーティンに行う歯科医師、食事指導を実施している歯科医師は、エナメル質に限局したう蝕に対して修復処置を選択しない傾向にあることが示唆されました。

3）米国 DPBRN の結果では

　米国の結果では、Low Caries Risk シナリオにおいて、エナメル質う蝕の段階で修復処置を選択することに統計学的に有意な関連性が認められた項目は「診療体制」でした。診療体制とは、①「個人開業もしくは 3 人以内での共同経営」、②「4 人以上の共同経営」、③「公的な歯科診療施設」の 3 つに分類されており。①の個人開業もしくは 3 人以内での共同経営において、エナメル質う蝕の段階で修復処置を選択している歯科医師が多いという結果でした。一方、High Caries Risk シナリオにおいては、エナメル質う蝕の段階で修復処置を選択することに統計学的な関連性が認められた項目は「診療体制」に加えて、「歯科医師の性別」、「診療の忙しさ」でした。「歯科医師の性別」に関しては、女性歯科医師のほうがエナメル質う蝕に修復処置を行わないという結果が得られており、女性のほうが男性よりも保存的にう蝕治療を行う可能性が示されました。「診療の忙しさ」に関しては「（診療が）忙しすぎて、患者が予約を思うようにとれない」と答えた多忙な歯科医師ほど、エナメル質う蝕の段階で修復処置を行わないという傾向が示されました。

7. まとめ

1. 日米ともに、エナメル質う蝕の段階で修復処置を選択する歯科医師が存在し、特にカリエスリスクの高い患者において修復処置が行われる可能性があり、う蝕治療の診療パターンにばらつきがあることが示唆されました。
2. エナメル質う蝕の段階で修復処置をする歯科医師の要因を検討した結果、日米で共通していたのは、歯科医師の性別と診療体制でした。
3. 日本の調査結果からは、「カリエスリスク評価を日常診療としてルーティンに行っている患者の割合」、「食事指導を実施している患者の割合」が多いほど、エナメル質う蝕に修復処置を選択しないことが示唆されました。一方で「咬合面う蝕を診査する際に探針を使用する割合」が多い、もしくは「政令指定都市で診療している」歯科医師ほどエナメル質う蝕に修復処置を選択する傾向があることが示されました。

Chapter 2　エビデンス―診療ギャップ

4．今後、エナメル質う蝕への早期介入というエビデンス―診療ギャップを埋めるためには、(1) 診療ガイドラインの普及、(2) う蝕治療に関する歯科医師の生涯教育、(3) ヘルスケアシステムの改善が必要であると考えられます。ヘルスケアシステムに関しては、エナメル質う蝕を修復せずに管理していく方向での検討が期待されます。

　本章では、エビデンス―診療ギャップと、その研究について解説しました。診療ガイドラインの普及による EBD の実践により、いち早くこのようなギャップを埋め、歯科医療の質を高めていくことが望まれます。

参考文献

1) 中山健夫：痛風と核酸代謝. 第 33 巻 第 2 号 2008.

2) McGlynn EA, Asch SM, Adams J, et al : The Quality of Health Care Delivered to Adults in the United States. N Engl J Med 348 : 2635-2645 ; 2003.

3) Kakudate N, Sumida F, Matsumoto Y, Manabe K, Yokoyama Y, Gilbert GH, Gordan VV : Restorative Treatment Thresholds for Proximal Caries in Dental PBRN. J Dent Res 91 : 1202-1208 ; 2012.

4) Espelid I, Tveit AB, Mejàre I, Nyvad B : Caries—New knowledge or old truths ?. Nor Dent J 107 : 66-74 ; 1997.

5) Gordan VV, Garvan CW, Heft MW, Fellows JL, Qvist V, Rindal DB, et al : Restorative treatment thresholds for interproximal primary caries based on radiographic images: findings from the Dental Practice-Based Research Network. Gen Dent 57 : 654-663 ; 2009.

6) Tyas MJ, Anusavice KJ, Frencken JE, Mount GJ : Minimal Intervention dentistry—a review. FDI Commission Project 1-97. Int Dent J 50 : 1-12 ; 2000.

7) 日本歯科保存学会編：MI を理念としたエビデンスとコンセンサスに基づくう蝕治療ガイドライン. 京都：永末書店, 2009.

おわりに
国際的視点をもつハイブリッド型リーダー歯科医師の育成に向けて

1. 国際的視点をもつハイブリッド型リーダー歯科医師

　本書では、歯科医師がEBDを実践し、さらにエビデンスがない場合には自ら研究に携わることの重要性について解説しました。これは「EBDを実践する中で、必要なエビデンスがないならば、自分達でつくり、発信しよう」というものです。筆者はこのような歯科医師を「ハイブリッド型歯科医師」と呼んでいます（図1）。ハイブリッド型歯科医師とは研究マインドに基づいて日々の臨床に取り組む歯科医師、すなわち「日頃からEBDを実践し、必要に応じて自ら研究に携わり、エビデンスを現場から発信できる歯科医師」と定義します[1]。ハイブリッド型歯科医師の育成により、各々の診療現場における疑問に基づいた調査・研究が行われ、その研究結果を診療に直接フィードバックすることで歯科医療の質の向上および患者アウトカムの改善が可能となります。診療現場にとどまらず、問題解決能力を発揮し、日本および世界の歯科医療の発展に貢献することができると考えております。

　さらに筆者は、歯科医師に必要な素養として、自身の国際共同研究の経験から、「国

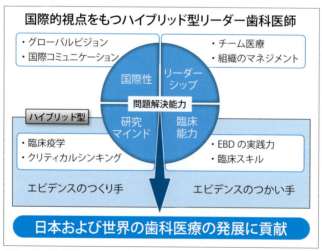

図1　筆者の提唱する教育理念

際的な視点で物事を考えること」の重要性を、また臨床経験からは、歯科医師がチーム医療の実践に加え、「組織や地域の指導者として活躍するためにリーダーシップを発揮すること」の必要性も感じております。そのため、「国際的視点をもつハイブリッド型リーダー歯科医師」の育成を自身の教育理念として掲げています。

2. ハイブリッド型歯科医師を育てるための方略

　ハイブリッド型歯科医師が、研究マインドを駆使してエビデンスを現場から発信するためには、EBD に加えて臨床疫学（2頁参照）を学ぶ必要があります。

　すなわち、本邦の歯学領域では、まずは EBD 教育による「エビデンスのつかい手」を育成し、同時に臨床疫学教育により「エビデンスのつくり手」を育成していく必要があると言えます。エビデンスのつくり手、すなわち臨床疫学研究のできる臨床医を育成することで、おのおのの診療現場においておのおのの診療上の疑問に基づいた研究を行い、その研究結果をエビデンスとして発信することが可能となります。さらに、そのエビデンスを診療に直接フィードバックすることで、歯科医療の質の向上および患者アウトカムの改善につながります[2]。

　臨床疫学教育の具体的な方法論としては、研究デザインと医療統計を基盤として、
①診療上の疑問を解決するための研究プロトコールを作成できる能力
②研究の実施・運営マネジメントを行う能力
③データ解析・結果を解釈する能力
④学会発表・論文化する能力
を養う必要があります。

　これらの教育と EBD 教育を実施することにより、目の前の問題を解決し、現場からエビデンスを世界へ発信するハイブリッド型歯科医師が育成できます。臨床疫学教育についての具体的方法論は本書では割愛しましたが、別の機会にお伝えしたいと思います。

3. EBD・臨床疫学教育の充実

　歯科診療と臨床疫学研究を両立できるハイブリッド型歯科医師を一人でも多く育成するためにも、学部学生や臨床研修医、大学院生そして歯科臨床医への EBD 教育および臨床疫学教育が必要不可欠です。さらには歯科医療従事者が勤務を継続しながら、日々の診療上の疑問を解決し、歯科医療の質の向上に繋げるために、EBD・臨床疫学を学ぶことのできる専門職学位課程および社会人博士課程の設立が望まれます（図2）。

　これらの教育により、歯科医療者が研究マインドを駆使して診療をしつつ研究にも参加し、現場から世界へエビデンスを発信する文化が醸成されます。そしてここから育ったハイブリッド型歯科医師達が、個々に備えた高いクリティカルシンキングおよび問題解決能力によりそれぞれの現場から歯科医療の将来を切り拓いてくれることと確信して

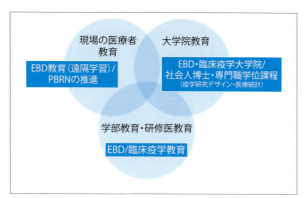

図 2　EBD・臨床疫学教育の充実

います。国際的視点をもつハイブリッド型リーダー歯科医師が、図 3 に示すさまざまな領域で活躍してくれるでしょう。

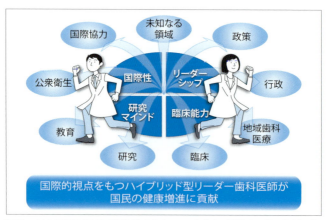

図 3　未来を切り拓く国際的視点をもつハイブリッド型リーダー歯科医師

　最後までお読みいただきました読者の皆様、誠にありがとうございました。本書が、わが国の歯科医療の発展と国民の健康増進に少しでも役に立つことができるなら、これほど嬉しいことはありません。

参考文献
1）角舘直樹：現場から世界へエビデンスを発信―ハイブリッド型歯科医師の育成―．日本歯科医学教育学会雑誌 29：181-184；2013．
2）角舘直樹：米国における Evidence-Based Dentistry 教育の展開．日本歯科医療管理学会雑誌 48：174-179；2013．

和文索引

あ
アブストラクト　6, 17
い
医学中央雑誌　5, 7
意思決定　2, 3, 4, 9, 10, 18, 19, 22, 23, 50, 51, 66
医中誌 Web　5, 7
因果関係　22, 23, 27, 31, 37
う
後ろ向きコホート研究　28, 31, 44
え
疫学研究　67
エビデンス　2, 3, 4, 5, 9, 10, 11, 13, 18, 19, 20, 21, 22, 23, 26, 29, 30, 42, 50, 56, 59, 60, 61, 62, 63, 66, 67, 69, 72, 74, 75, 82, 83
エビデンス－診療ギャップ　72, 74, 75, 79, 81
エビデンス・テーブル　30, 52
エビデンスの検索　4, 5, 13, 22, 23, 26, 66
エビデンスの質　56, 60, 61, 62
エビデンスのつかい手　82, 83
エビデンスのつくり手　82, 83
エビデンスレベル　3, 16, 28, 31, 51, 54, 56
お
横断研究　3, 26, 27, 31, 41, 42, 43, 44, 76
オッズ比　47
か
外的妥当性　32, 33, 34, 58
介入　4, 5, 12, 13, 28, 29, 34, 36, 40, 41, 43, 45, 46, 47, 48, 62, 77
介入群　28, 29, 31, 34, 36, 38, 41, 45, 47, 48, 50
介入研究　3, 6, 7, 26, 28, 34, 41, 42, 43, 44, 45, 54
過去起点コホート研究　28
簡易サンプリング　34, 44
観察研究　9, 26, 40, 41, 47, 54, 61, 62

患者群（症例群）　27
患者の価値観　2, 3, 9, 18, 19, 21, 51, 60, 61, 62
間接法（標準化死亡比）　38
き
危険因子　27, 36, 37
帰無仮説　49
疑問の定式化　4, 5, 12, 22, 23, 66
95% 信頼区間　18, 42, 49, 50, 53
く
偶然誤差　32
クラスターサンプリング　34, 44
クリティカルシンキング　21, 22, 23, 82, 83
け
系統誤差　32
系統的レビュー　30
ケースシリーズ研究　26, 27
研究計画　33, 38, 39, 45, 47, 51
研究計画書（プロトコール）　69, 70
研究デザイン　3, 26, 27, 28, 29, 30, 31, 36, 40, 41, 42, 43, 44, 47, 54, 56, 61, 83
研究の限界　42
研究の要約　51, 52, 53
限定　38, 39, 41, 47
こ
交絡因子　28, 32, 36, 37, 38, 39, 40, 41, 44, 45, 47, 62
交絡バイアス　29, 31, 32, 36, 37, 38, 39, 41, 47
国際的視点をもつハイブリッド型リーダー歯科医師　82, 83
コクラン・ライブラリー　6, 7
コクラン・レビュー　5, 6, 7, 17
誤分類　35, 41
コホート研究　3, 26, 27, 28, 31, 34, 41, 42, 43, 44, 51, 56
さ
最良のエビデンス　2, 3, 9, 10, 19
三重盲検　36, 41

85

3大バイアスと制御法　39
参入・除外基準　30, 51, 54
サンプリング法　34, 41
サンプル数　28, 41, 45, 47, 49

し

歯科診療に基づく研究ネットワーク　66
自己主導型学習　10
自己選択バイアス　33
システマティック・レビュー　3, 6, 7, 9,
　13, 14, 16, 26, 29, 30, 51, 52, 53,
　54, 55, 56, 60
悉皆調査　33
実施可能性　33
実績の評価　4, 10, 19, 66
生涯学習　10, 72
症例対照研究　3, 26, 27, 31, 35, 43, 44
症例報告　3, 26
情報バイアス　31, 32, 35, 36, 39, 41,
　46
所属集団によるバイアス　33
シーラント　12, 13, 17, 18, 19
診断バイアス　35
診療ガイドライン　3, 7, 8, 56, 57, 58,
　60, 62, 69, 75, 81

す

推奨の強さ　56, 60, 61, 62, 63

せ

絶対リスク減少　47, 48, 49, 50
全数調査　33, 39
選択バイアス　32, 33, 34, 39, 41, 42,
　44, 46
専門家の意見　3, 56

そ

層化ランダムサンプリング　34, 44
総説　3, 30
相対危険　47
相対リスク　18, 47, 48, 49, 50, 62
層別解析　38, 39, 41
測定者バイアス　35, 46

た

対照　4, 5, 12, 13, 34
対象者数　28, 45, 49, 52
妥当性　4, 9, 32, 42, 62

""（ダブルクォーテーション）　13
多変量解析　38, 39, 41, 47, 79
単純ランダムサンプリング　34, 44

ち

直接法（年齢調整死亡率）　38
治療必要人数（NNT）　47
治療効果　28, 29, 30, 45, 49, 50, 51,
　52

つ

追跡脱落バイアス　34, 45, 46
追跡調査　27, 28, 29, 31, 43, 44

て

データ統合型研究　26, 29
転帰　4, 5, 12, 13, 43

と

統計解析　38, 39, 41, 42, 47
統計学的検定　49
トランスレーショナル・リサーチ　20

な

内的妥当性　32, 33, 34
ナラティブ・レビュー　3, 30

に

二重盲検　36, 41
日本医療機能評価機構　6, 57

は

バイアス　30, 32, 33, 34, 35, 36, 37,
　39, 40, 42, 46, 52, 58
ハイブリッド型歯科医師　82, 83, 84
曝露　5, 27, 32, 33, 41, 46
曝露群　27, 28, 36, 38, 41, 47
ハザード比　47
発生率　12, 18, 31, 47, 48

ひ

非回答者バイアス　34
非患者群（対照群）　27
批判的吟味　4, 9, 17, 18, 20、22, 23,
　26, 29, 40, 43, 50, 52, 54, 55, 66
標準化　28, 38, 39, 47, 60, 63, 67, 71
標的母集団　32, 33, 34, 44
標本　32, 33
標本抽出のバイアス　33
非ランダム化比較試験　26, 28, 29, 31,
　43, 44, 45

ふ

フォレスト・プロット　51, 52, 53
フレーズ検索　13, 14
文献検索　4, 5, 8, 12, 19, 29, 51, 54

へ

米国アカデミー医学研究所：IOM　56, 60
米国医療研究品質局　67
米国国立衛生研究所　5, 68
米国国立歯科・頭蓋顔面研究所　71
米国歯科医師会　2, 5, 7, 8, 20
米国歯科医師会の EBD ウェブサイト　5, 7
米国歯学教育学会　21
ヘルシーワーカー効果　33

ほ

ボランティア・バイアス　33, 34

ま

前向きコホート研究　27, 31, 44
マスク化　36
マッチング　38, 39, 41, 47

む

無作為　28, 33, 34, 38
無作為化　38

め

メタアナリシス　3, 9, 13, 14, 16, 17,
　19, 29, 30, 51, 52, 53, 54, 56
メタ分析　30
面接者 (質問者) バイアス　35, 46

も

盲検化　36, 39, 40, 41, 46

ゆ

有意確率：P 値　49

よ

要因　4, 5, 27, 28, 31, 32, 33, 34, 35,
　36, 37, 38, 40, 41, 43, 44, 46, 47,
　62, 78, 79, 80,
四重盲検　36, 41, 46

ら

ランダム　28, 29, 31, 33, 34, 38, 43, 71
ランダム化　29, 31, 38, 39, 40, 41, 45,
　46, 47
ランダム化比較試験　9, 13, 26, 28, 29,
　31, 36, 40, 41, 42, 43, 44, 45, 46,
　47, 48, 51, 54, 56, 61

ランダム化比較試験の各段階の過程を示す
　フローチャート　46

り

リコール（思い出し）バイアス　27, 31,
　35
リサーチクエスチョン　4, 5, 13, 31, 40,
　42, 43, 44, 67, 71, 73,
リスク　47, 48, 59
リスク差　47, 48, 49, 50, 54
リスク比　47, 49, 54
リスクファクター　27, 36, 37, 71
リスク要因　36, 78
臨床疫学　2, 26, 47, 82, 83
臨床疫学研究デザイン　26
臨床試験　67
臨床の専門的技能　2, 3, 4, 9, 10, 18,
　19, 21
倫理的配慮　31

れ

連続サンプリング　34

ろ

ロジスティック回帰分析　38, 79
論理演算子　13
論理的思考　21

わ

割付け　28, 29, 31, 34, 36, 38, 41, 43,
　45
割振り　28, 45, 46

欧文索引

A

Accreditation Standards for Dental Education Programs　20，21

Additional filters　13，14，15，16

Advanced Evidence-Based Dentistry Workshop　21

Ages（研究対象者の年齢）　15

AGREE（Appraisal of Guidelines for Research & Evaluation）　58

AGREE 共同計画　58

AGREE II instrument　58，60

AHRQ（Agency for Healthcare Research and Quality）　67，68

American Dental Association：ADA　7

American Dental Education Association （ADEA）　21

and 検索　13，14

Article type（論文の種類）　15，16

B

blinding　36

C

case report　26

case-series study　27

Center for Evidence-Based Dentistry　7，8，20

CENTRAL　6，7

Clinical Practice Guideline　7，56

cluster sampling　34

CODA（Commission on Dental Accreditation）　20，21

Commission on Change and Innovation in Dental Education　21

comparison　4，5，12，43

confidence interval　49

consecutive sampling　34

convenience sampling　34

Critical Thinking　21

Critically Appraised Topic：CAT　20

D

dental caries　6，13，14

Dental PBRN　66，68，74

Dental PBRN Japan　68，69，72

Dental Practice-Based Research Network （Dental PBRN）　66，68

diagnostic bias　35

Discussion：考察　40，42

E

EBD　2，3，7，9，10，11，12，19，20，21，30，39，54，55，56，58，60，66，67，74，82，83，84

EBD 教育　20，21，22，23，83，84

EBD と臨床疫学研究のサイクル　66

EBD の Step1：疑問の定式化　4，12

EBD の Step2：エビデンスの検索　5，13，26

EBD の Step3：批判的吟味　9，17，26

EBD の Step4：意思決定　9，18

EBD の Step5：実績の評価　10，19

EBD の 5 ステップ　4，23

EBM　2

EMBASE　7，51，54

Evidence-Based Dentistry　2，19，56，60

Evidence-Based Medicine　2

Evidence-practice gap　74

external validity　32

G

Google Scholar　5，8

GRADE システム　60，61，62，63

H

healthy worker effect　33

I

IMRAD　40

indicator　4，5，43

internal validity　32

intervention　4，5，12，41，43

interviewer bias　35

Introduction：緒言　40

J

JDPBRN　68，69，70，71，75，76，79

Journal Categories（主要臨床雑誌／歯科／看護など）　15

L

Languages（論文が書かれた言語）　15

Lifelong Learning　10
limitation　42
loss to follow-up bias　34

M

masking　36
MEDLINE　5, 51, 54
membership bias　33
MeSH（Medical Subject Headings）　51
Meta-Analysis　13, 16, 17, 54
Method：方法　40
Minds　6, 57
misclassification　35

N

National Dental PBRN　68, 69, 72, 79
NIDCR　20, 71
NIH　5, 68
NNT（Number Needed to Treat）　47
non-respondent bias　34
not 検索　13, 14

O

observer bias　35
or 検索　13, 14
outcome　4, 5, 41, 43

P

patient　4, 5, 12, 43, 56
PICO　4, 5, 12, 13, 14, 18, 34, 40, 43, 51, 54
Practice-Based Research（PBR）　67, 71, 72
Publication dates（論文出版年）　15
PubMed　5, 6, 7, 13, 14, 17, 51
P-value　49

R

Randomized controlled trial：RCT　13, 28, 51
recall bias　35
relative risk　47
Result：結果　40, 42

S

sample　32
sampling bias　33
sealant　13, 14
Search fields（検索フィールド）　15

Self-Directed Learning　10, 21
self-selection bias　33
Sex（研究対象者の性別）　15
simple random sampling　34
Species（人間／動物）　15
Subjects（主題）　15
Systematic Review　13, 54, 56

T

target population　32
Text availability（論文を全文読むことができ
　るかどうか／論文の入手可能性）　15

V

volunteer bias　33

本書の内容は、歯界展望 119 巻 4 号〜
123 巻 2 号に連載したものに基づいて、
新たに加筆・再構成されたものです。

● 著者略歴

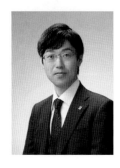

角舘直樹（かくだてなおき）

公立大学法人 九州歯科大学 教授

2003年北海道大学歯学部卒。青森県立中央病院歯科口腔外科における臨床研修においてエビデンスに基づく歯科医療の重要性を学ぶ。その後、北海道大学大学院博士課程にて臨床疫学研究を行い、京都大学大学院臨床研究者養成（MCR）コースにて臨床疫学を体系的に学ぶ。永山ファミリー歯科医院副院長、北海道医療大学歯学部助教、京都大学大学院医学研究科医療疫学分野特定講師、米国スタンフォード大学医学部予防医学研究センター客員准教授、九州歯科大学准教授を経て、2015年より九州歯科大学歯科医学教育センター教授および総合教育学分野（臨床疫学）教授、現在に至る。

博士（歯学）（北海道大学）、社会健康医学修士（京都大学）
Dental PBRN Japan 会長

Evidence-Based Dentistry入門
―世界のエビデンスを日々の診療にいかす―

ISBN 978-4-8160-1290-7

© 2015. 5.17 第1版 第1刷

著　　者	角舘直樹
発　行　者	永末英樹
印　刷　所	株式会社サンエムカラー
製　本　所	藤原製本株式会社

発行所　株式会社　永末書店
〒602-8446 京都市上京区五辻通大宮西入五辻町69-2
（本社）電話 075-415-7280　FAX 075-415-7290　（東京）電話 03-3812-7180　FAX 03-3812-7181
永末書店 ホームページ　http://www.nagasueshoten.co.jp

＊内容の誤り、内容についての質問は、弊社までご連絡ください。
＊刊行後に本書に掲載している情報などの変更箇所および誤植が確認された場合、弊社ホームページにて訂正させていただきます。
＊乱丁・落丁の場合はお取り替えいたしますので、本社・商品センター(075-415-7280)までお申し出ください。

・本書の複製権・翻訳権・翻案権・上映権・譲渡権・貸与権・公衆送信権（送信可能化権を含む）は、株式会社永末書店が保有します。

JCOPY ＜(社)出版者著作権管理機構 委託出版物＞
本書の無断複写は著作権法上での例外を除き禁じられています。複写される場合は、そのつど事前に、(社)出版者著作権管理機構（電話 03-3513-6969、FAX 03-3513-6979、e-mail: info@jcopy.or.jp）の許諾を得てください。